U0806971

常见疾病的康复评定与治疗

高　炜　冯建春　谢闽达
印良倩　李爱东　魏楠楔　主编

上海科学技术文献出版社
Shanghai Scientific and Technological Literature Press

图书在版编目(CIP)数据

常见疾病的康复评定与治疗 / 高炜等主编. -- 上海 : 上海科学技术文献出版社, 2024. -- ISBN 978-7-5439-9271-9

Ⅰ. R49

中国国家版本馆 CIP 数据核字第 20246H0M92 号

责任编辑:付婷婷
封面设计:崔爱红

常见疾病的康复评定与治疗
CHANGJIAN JIBING DE KANGFU PINGDING YU ZHILIAO
高　炜　冯建春　谢闽达　印良倩　李爱东　魏楠楔　主编
出版发行:上海科学技术文献出版社
地　　址:上海市淮海中路 1329 号 4 楼
邮政编码:200031
经　　销:全国新华书店
印　　刷:北京中汇数字印刷有限公司
开　　本:787mm×1092mm　1/16
印　　张:8.125
字　　数:203 000
版　　次:2024 年 12 月第 1 版　2024 年 12 月第 1 次印刷
书　　号:ISBN 978-7-5439-9271-9
定　　价:98.00 元
http://www.sstlp.com

《常见疾病的康复评定与治疗》
编 委 会

主　编　高　炜　冯建春　谢闽达　印良倩
　　　　李爱东　魏楠楔

副主编　李长君　宋彩虹　蔡丽飞　樊　丽
　　　　王梦娟　吕彬浩　王一皙　蔡晓云
　　　　琚国胜　阚婧雅　谢明花　伍　均
　　　　魏锦辉　王沛龙

编　委　（以姓氏笔画为序）
王一皙　广州番禺区市桥医院
王沛龙　广东省第二中医院
王梦娟　四川大学华西第二医院
印良倩　灌云县人民医院
冯建春　首都医科大学“三名”传承工作室
吕彬浩　四川大学华西第二医院
伍　均　四川大学华西第二医院
杜智勇　南部战区总医院
李长君　三亚市中医院
李爱东　深圳市福田区第二人民医院
吴小山　浙江省丽水市第二人民医院
宋彩虹　海南省老年病医院
高　炜　首都医科大学康复医学院中国康复研究中心北京博爱医院
龚　炜　东莞康华医院有限公司
符莉雯　海南医科大学第二附属医院
琚国胜　山西中医药大学附属医院
谢明花　东莞市万江医院
谢闽达　广州康复实验学校（广州小儿脑性瘫痪康复研究中心）
蔡丽飞　广东省人民医院
蔡晓云　广东省佛山市三水区疾病防治所
阚婧雅　北京市第六医院
樊　丽　四川大学华西第二医院
魏楠楔　成都市龙泉驿区中医医院
魏锦辉　广东省佛山市中医院

前　言

疾病的康复和治疗是一门新兴学科。它是以消除和减轻人的功能障碍，弥补和重建人的功能缺失，设法改善和提高人的各方面功能的医学学科，与临床医学有着不可分割的联系。各种疾病经临床治疗后都有一个康复的过程，特别是一些破坏性较大的疾病，以及各种慢性病、难治的疾病。疾病的康复和治疗即针对先天或后天疾病所造成的各种功能障碍而采取的综合措施，其方式以训练为主，辅以必要的教育、心理、辅助支具的应用和环境的改造、适应等，使患者尽可能恢复正常的功能或者重新获得技能；对无法恢复的功能，除充分发挥其残余功能外，可采取补偿的方法，使患者具有独立生活的能力，重返社会，并担任其应有的角色。康复医学任重而道远，它既是一项长期的任务，也是现代医学发展不可或缺的组成部分。

本书内容包括康复医学的学科介绍，各类功能的评定方法，功能障碍的预防、诊断、评估、训练和处理，以及常见疾病的诊断、治疗与康复。为了满足广大读者的实际需要，编者以较多篇幅介绍较新、较广的内容，文字简练，内容丰富，在形式上尽量采取基础理论与实践经验相结合的方式，力求深入浅出，以实用性为原则，以循证医学的方法和观点为基础，内容新颖、全面，科学性和可操作性高，是一本极具参考价值的康复治疗医学图书，可供康复科及相关科室工作者参考使用。

康复治疗学涉及内容广泛，随着科技的进步，其研究领域的发展日新月异，加之作者水平和经验有限，故书中如有疏漏或不足之处，恳请广大读者及医务工作者批评指正，以期再版时予以改进、提高，使之逐步完善。

编　者

2024 年 6 月

目 录

第一章　康复治疗基础

第一节　疾病康复的概念与应用

一、疾病康复的基本概念

康复是指综合、协调地应用医学、教育、社会、职业的各种措施，最大限度地恢复和重建病、伤、残者的身体、心理功能。康复医学是医学的一个新分支学科，针对功能障碍，主要面向慢性病患者及伤残者，强调肢体功能的康复。康复医学不但能使患者在身体上得到康复，而且能使患者在心理上和精神上也得到较大程度的康复。疾病康复是根据临床各专科各类病残或伤残所致的功能障碍的特点，进行针对性的康复评定、康复治疗及相关问题研究的学科。其以临床疾病引起的功能障碍为中心，以残疾预防为准绳，以康复评定为依据，以康复治疗为手段。

疾病康复学是应用康复医学的基本理论和方法，研究常见疾病所引起的功能障碍、活动和参与受限等，同时结合疾病本身的特点，进行康复评定、康复治疗、残疾预防以及康复教育的一门学科。常见疾病康复是改善和消除常见疾病引起的功能障碍、活动和参与受限等，提高独立生活能力和生活质量，促进患者的社会参与能力，以患者早日回归社会为目标的一门学科，是临床康复的重要组成部分。

二、疾病康复的内容与目标

（一）内容

随着康复医学的不断发展和与临床医学的密切结合，康复医学在开展多个临床领域专科康复的工作中发展了新的知识和技术，逐步形成了疾病康复的一些分支，如神经康复、骨科康复、儿童康复、心肺康复、职业病康复、老年病康复、肿瘤康复及精神康复等。

（二）目标

疾病康复的最终目标是通过物理疗法、作业疗法等手段，改善患者功能和（或）环境条件，使其能重返家庭和社会，成为对家庭和社会有用的成员，履行家庭和社会职责。患者在康复后须具备参与社会生活和履行社会职责时意识清楚，具有辨人、时、向的能力；生活能自理；能够行动（步行、利用轮椅、乘坐交通工具）；可进行家务劳动或娱乐性活动；可进行社交活动；有就业能力，以求经济上能自给的 6 个基本能力。

三、疾病康复的基本原则

(一)以功能为导向原则

疾病康复以功能障碍患者为服务对象,研究内容紧紧围绕障碍,着眼于患者身体功能与结构的恢复。患者的身体功能与结构发生损伤,出现障碍时,应当采用医疗和康复措施,尽可能恢复患者的身体功能与结构,消除或缓解障碍。

(二)残疾预防原则

对患者应具有高度的残疾预防意识,采取相应的康复措施早期介入。疾病早期是康复治疗最有利和最有效的时期,其对预防障碍的发生、保存患者整体功能和促进功能的恢复具有至关重要的作用。在功能障碍发生前,要综合地、协调地采取各种康复治疗措施,防止残疾的发生。

在疾病得到控制后,所遗留的功能障碍,在不同程度上影响着患者的身体、心理及社会功能,轻则限制患者进行和参与社会活动,重则使患者生活无法自理,生存质量低下,此时,重点是做好残疾和残障的预防。

(三)代偿原则

经系统康复治疗后,身体功能与结构部分恢复或者完全不能恢复者,应坚持代偿原则,采取代偿方法保证生活质量和生活能力。

1.体内代偿

主要包括系统内和系统间的功能重组。系统内功能重组是在同一系统内不同水平上的功能重组(如运动系统的高级精细控制部分受累后,通过训练让较低级的粗大运动部分来代偿)和在同一系统同一水平上靠残存功能来代偿(如股伸肌中某一肌肉受累时,通过训练加强其他残存的股伸肌来代偿)。系统间的功能重组则是由另一个在功能上完全不同的系统来代偿,如通过训练让失明的患者用皮肤触觉接受摄像机转换而来的电刺激代替视觉形象的感知。

2.体外代偿

这是指附加于身体上的和经常与身体接触的代偿。这类代偿有人工植入耳蜗、人工喉等,经常与身体接触的有义肢、自助具、轮椅、拐杖、助行器等。

(四)注重全面康复原则

康复的对象不仅仅是功能障碍的肢体、器官,而是整个人体。因此,功能康复的含义是全面的,包括肢体运动的康复,精神心理的康复,日常生活能力、职业能力、经济能力和社会能力的最大限度地康复。康复治疗综合运用医疗、教育、工程、职业和社会等手段,使患者的功能和能力得到恢复和补偿,达到功能适应、心理适应和环境适应,从而提高患者的生活质量,使患者重返社会。功能适应是指医务人员应当综合、协调地应用各种康复措施,使患者的功能状态恢复到极限水平以适应其生活、学习和工作的需要。心理适应是指医务人员通过康复教育和心理治疗,使患者以乐观和积极的心态正确面对自己目前的身体状况和功能状况,勇敢地重新回归家庭和社会。环境适应是指改变患者以外的环境,以减轻它们对残障者造成的障碍,这包括从建筑结构上建立方便残疾人在家庭和社会中活动的无障碍设施,制定保障残障者的法律,在观念上改变人们对残障的不正确看法,在舆论上进行关心爱护和尊重残疾人的宣传等。

四、临床思维方式与基本程序

（一）临床思维方式

世界卫生组织（world health organization，WHO）建立了《关于功能、残疾和健康的国际分类》（international classification of functioning，disability and health，ICF），将功能作为判断健康的主要因素。而功能又分为身体功能与结构、个体活动、社会参与 3 个方面。当 3 个方面均正常则视为健康。反之，当身体功能与结构受损和（或）能力受限和（或）参与局限性则视为残疾。许多急、慢性疾病（无论先天性疾病还是后天获得性疾病）及损伤可导致患者出现不同程度的身体功能与结构损伤、个体活动受限和社会参与受限。因此，医务人员应当以 ICF 为准绳，以功能、活动和参与 3 个重点作为临床思维的基本方式。

1.身体功能与结构

确定疾病与损伤导致了患者身体结构的何种异常和功能方面的哪些障碍或受限。

2.个体活动

确定身体功能与结构异常导致了患者哪些方面（主要涉及日常生活活动能力相关内容）的活动能力受限，以及哪些与日常生活活动密切相关的活动（主要涉及家务和购物等）受影响。

3.社会参与

确定身体功能与结构异常和个体活动受限，主要对患者工作学习能力、社区活动能力、社会交往能力、休闲娱乐能力和生活质量造成的影响。

（二）临床基本程序

疾病康复是康复医学的重要组成部分之一。临床基本程序在秉承了康复医学整体特点之外，还考虑了临床疾病的特点。首先，要在充分、全面了解患者病史的前提下，对患者进行全面、细致的体格检查和康复评定，在评定的基础上制订合理可行的康复治疗目标，再根据康复治疗目标制订具体的康复治疗方案，并定期召开评价会以调整康复治疗方案，直至患者达到康复治疗目标，重返家庭与社会。

五、疾病康复在现代医学中的地位和作用

（一）康复医学与临床医学

世界卫生组织（WHO）把治疗、预防、保健和康复，作为现代卫生事业体系的 4 个重要组成部分，它们之间是互相关联、互相交错、四环相扣的关系。康复医学与临床医学密不可分，良好的临床治疗为康复治疗创造有利的前提条件和保障；而良好的康复治疗可使临床治疗疗效更佳，达到功能恢复的最高水平，提高生活质量，在治疗过程中需要共同参与。

（二）疾病康复在现代医学中的地位

疾病康复是康复医学的重要组成部分，在康复医学中占有重要的地位。在康复医学发展的初期，疾病康复的对象主要是骨科和神经系统伤病，但是随着心肺疾病康复、癌症和慢性疼痛康复研究的不断发展和临床应用的不断深入，临床其他疾病康复已逐步受到重视。同时，随着康复医学理念被临床医生普遍接受，康复医学与临床医学有逐渐融合的趋势。在疾病早期加入康复预防措施，可以减轻或防止病、伤、残的发生；在开展临床治疗的同时及早开展身心康复治疗，

可以防止病、伤、残的加重;在恢复期,康复可以避免或减轻残疾与后遗症;残疾出现后,康复治疗和功能训练可使病、伤、残尽早恢复。由此可见,疾病康复是临床医疗工作中的一个重要组成部分。

(三)疾病康复在现代医学中的作用

由于医学的进步和科学技术的发展,抢救存活率显著提高,但留有后遗症和功能障碍的患者也随之增多,同时疾病慢性化、需要长期治疗的患者也日益增多。积极、及时、有效的康复治疗,可以针对各种程度功能及能力受限,采用各种康复手段,最大限度地恢复患者的生活自理能力。损伤较轻、康复治疗及时的患者还可经此重新走上工作岗位。因此,疾病康复在现代康复医学中起着重要的作用。

1.预防残疾

疾病康复治疗可以及早评定和治疗患者患病后的功能和能力受限,将患者的功能和能力受限的程度降到最低,显著降低残疾的发生率,最大限度地减少残疾对患者的生活、学习和工作造成的影响。

2.治疗作用

疾病康复治疗以物理疗法、作业治疗、运动治疗、康复工程技术、心理治疗、饮食调理等疗法为主要手段,可以显著提高临床疗效,缩短疗程,加速创伤愈合,减少后遗症。

3.减轻不良反应,增强疗效

以物理疗法、作业治疗、运动治疗、康复工程技术、心理治疗、饮食调理等疗法为主要手段的康复治疗,可避免使用药物治疗和减少治疗药物的种类和剂量,减少甚至完全避免药物不良反应对人体的伤害,显著增加临床治疗效果。

4.防治并发症

疾病康复治疗可以减少多种因长期卧床治疗而引起的肺部感染、尿路感染、压疮、心肺功能下降、肌肉萎缩、骨质疏松、骨关节炎及关节挛缩等并发症的发生。

第二节　疾病康复的工作模式

一、基本工作模式

康复医学是多专业、跨学科的学科。因此多学科的康复治疗组工作形式是疾病康复的基本工作模式,包括传统医疗模式、多专业组合团队模式、专业间协作团队模式和跨专业团队模式。

(一)传统医疗模式

传统医疗模式是指参与医疗的技术人员分工负责的形式,如医师、护士和技师分工负责患者特定的医疗,共同讨论,但彼此之间交流、沟通和协商比较少。这种模式源于医师治疗患者的医患模式,在病种单纯、治疗目标单一的情况下效率比较高,也可以达到较好的治疗效果。

(二)多专业组合团队模式

多专业组合团队模式是自上而下地组合多个学科和专业进行诊疗的金字塔关系模式，是临床模式的发展，为需要常常相互交流的多专业的专业人员提供了一个沟通和协作的稳定平台。此模式避免了单一学科知识狭窄的缺陷。其特点是主诊医师与其他人员垂直交流，典型的维持了一种由主诊医师控制的团队模式。但此模式仅是多学科治疗方式的集合，各学科和专业之间的横向交流不充分，所有成员主要集中于各专业的特定目标，而不是项目的整体目标。

(三)专业间协作团队模式

专业间协作团队模式是多专业组合团队模式的进一步发展和完善，强调多专业和技术人员的知识和技能的融合。专业间协作团队模式强调横向平等的充分对话和讨论，强调学科和专业之间知识和技能的融合，从而派生出新的治疗模式和效果。如对于脊髓损伤患者，康复医师、康复治疗师、康复护士、心理医师、骨科医师或神经外科医师、泌尿科医师、社会工作者等参加团队小组会议，共同讨论、商议、确定患者的康复治疗方案，并相互协作完成康复治疗全过程。

(四)跨专业团队模式

跨专业团队模式是指医学和其他学科之间相互合作的形式。部分残疾人的康复目标和手段会超越医学范围，而需要医学以外的学科参与和配合。如配置假肢除了医学外，还涉及假肢材料和生物力学，也涉及残疾者职业训练和就业政策等。因此，全面康复需要医学与社会学、工程学、特殊教育等学科的合作，此为跨专业团队模式的基础。

二、康复治疗组成员

康复治疗组成员是指参与康复治疗的所有人员，主要包括康复医师、康复治疗师、康复护士、假肢矫形器师、心理治疗师、社会工作者等。除此之外，还包括患者及其他有影响的人员。康复治疗组团队成员除了致力于特定的专业目标外，还要对康复治疗的所有结果共同承担责任，共同参与康复治疗目标的制订。成员之间互相交流、学习，齐心协力共同提高患者的生活质量。康复治疗组成员均有其相应的职责和任务。

1.康复医师的职责

康复医师的职责是接诊患者，采集病史及体格检查，进行临床诊断、功能评定等，制订康复治疗计划，指导、监督、协调各部门康复治疗工作，负责本专业领域的医疗、科研、教学等工作。

2.物理治疗师的职责

物理治疗师的职责是肢体运动功能的评定和训练，尤其是对神经、肌肉、骨关节和心肺功能的评定与训练，并在康复评定后制订和执行物理治疗计划。

3.作业治疗师的职责

作业治疗师的职责是指导患者通过进行有目的的作业训练，改善或恢复患者生活自理能力、学习能力和工作能力。对永久性残障患者，作业治疗师应教会患者使用各种器具，或整理家居和工作环境，以弥补功能缺失引起的不足。

4.语言治疗师的职责

语言治疗师的职责是对有语言障碍的患者进行构音、失语情况、听力、吞咽功能等的评定、训练和宣教，提高患者的语言沟通能力。

5.康复护士的职责

康复护士的职责是负责患者卧床期间的体位摆放、床上活动、皮肤护理、直肠和膀胱处理、个人卫生、病房环境控制、辅助器具使用辅导、治疗时间安排等。

6.假肢矫形器师的职责

假肢矫形器师的职责是对患者进行肢体测量及功能评定,并根据患者的实际情况,确定制作处方及制作假肢或矫形器;指导患者保养和使用假肢或矫形器。

7.心理治疗师的职责

心理治疗师在康复治疗组内配合其他人员对患者进行必要的临床心理状况评定,同时提供必要的心理咨询及治疗,促进患者全面康复。

8.社会工作者的职责

社会工作者作为促进患者社会康复的工作人员。其职责主要是与患者家庭和社区联络,对患者居家环境、家庭收入情况、就业情况和生活方式进行评定,为患者的出院做好合理安排,为患者家属排忧解难。

9.其他治疗师

除上述外,还有其他与康复治疗相关的治疗技术人员。如文体治疗师、音乐治疗师、舞蹈治疗师、园艺治疗师、足疗师等。

三、基本工作模式面临的挑战

(一)存在的问题

康复治疗组模式起源于1940年,当时几乎所有的康复都是通过住院治疗,大部分医疗目标在入住康复中心前均已实现。因此,当时霍华德·腊斯克(Howard Rusk)称康复医学为医学的第三阶段,即康复是在临床医疗结束后才开始。与现在的康复医院和综合医院的康复科相比,过去的康复中心整体上是一种放松的环境,但同时存在许多问题。

专业间协作团队模式在一定程度上加强了团队成员之间的交流,但是也存在一些问题,如在康复团队会议上部分人员现实准备不充分,不能提出合理有效的建议;部分人员的陈述与患者的康复目标无关;患者及家属在康复团队会议上过于拘谨,没有充分阐述患者的需求;部分人员讲述内容过于专业化,患者或家属听不懂,不能充分调动患者或家属的积极性和主动性等。此外,由于会议每1～2周召开一次,限制了患者治疗目标的确定,也显著延误了治疗计划的调整。这些问题常使会议冗长、耗费巨大,使管理者在经济上难以承受。

随着现代医院管理模式的改变,患者住院周期日趋缩短,治疗组模式的理念和实践正面临着越来越大的压力。越来越多的患者在疾病急性期即开始早期康复,由临床科室转入康复科或康复医院。这意味着许多患者的病情相对不稳定或者属于重症,参与康复治疗的医师、护士和治疗师要有能力处理紧急情况。

(二)面临的挑战

康复治疗组模式最重要的挑战是提高工作效率和提高医疗质量,各成员之间更有效地协调和沟通。为此,国际上开始尝试在会议前明确主题,以书面形式或通过微信、QQ等方式表达需要交流的问题及对患者的评定结果和治疗意见,而在意见出现分歧时才展开讨论,意见相同时不予以讨论。

康复团队会议是康复团队工作的一种重要形式，参会人员为患者、家属、医生、责任护士、主管治疗师、各专科康复治疗小组的组长、康复协调员等。在会上，康复团队成员对患者功能障碍性质、部位、程度、发展和预后充分发表意见，并充分了解患者需求，与患者共同制订康复目标和康复计划。治疗中期和出院前，再召开团队会议，对康复疗效进行总结并为下一阶段治疗或出院后康复方向提出意见。根据康复进程中召开的时间点，可分为初期康复团队会议和中期康复团队会议和末期康复团队会议。

团队会议促使参与者提前对患者的观察结果、治疗目标和需要的治疗，以及有关问题进行比较，并把意见分歧点列入讨论议题，以便讨论时只讨论预先确定的议题。会后对讨论结果进行综合汇总，形成书面康复团队会议记录，明确患者或其家属的偏好和诉求、康复目标和康复计划等。采用这种方式可使小组会议在 10～15 min 内完成复杂病例的讨论。

部分患者住院只有 5～10 天（如关节置换术后无并发症的患者），如此短暂的住院时间使传统的会议难以实施。因此，治疗组查房成为综合医院康复医学科常用的方式，治疗组查房讨论康复方案、倾听患者意见、增加医患沟通等问题。参加讨论者仅限于与康复目标直接相关的治疗人员，一般比常规查房时间多 2～5 min。

第三节　康复医疗机构

我国目前现代康复医疗服务的组织形式主要有机构康复（institute based rehabilitation，IBR）和社区康复（community based rehabilitation，CBR）。即根据患者的康复需求和客观环境条件，可以在不同水平和不同类型的机构中进行康复医疗活动。

一、机构康复

机构康复主要是指在康复中心或康复医院、综合医院的康复医学科（部、中心）等进行的康复。这些机构拥有较完善的设备，有经过正规培训的康复医师和康复治疗师，康复专业技术水平较高，能为患者提供较高质量、高水平的康复医疗服务。而且大部分单位能开展康复医疗教学和科研工作，培养的康复医学人才是康复医疗中的核心力量。机构康复大致可分为以下几种类型。

1.康复中心或康复医院

设有病房、护理部及配套的医疗设施、设备，但其主体为康复诊断和康复治疗部门，适应各种功能障碍者的门诊或住院康复。其按规模和性质可分为以下两种。

（1）综合性康复中心：收治各类残疾患者，规模较大。

（2）专科性康复中心：以收治某一类残疾患者为主，最常见的为脊髓损伤康复中心、儿童脑性瘫痪康复中心、老年病康复中心等。

2.康复医学科(部、中心)

康复医学科为综合性或专科性临床医院的一个科室或分部。综合医院的康复医学科性质上是一个临床科室,设有门诊和病房,或仅有康复门诊无病房。此类型在中国分布较广、数量大,在康复医疗中占有重要的地位,是适应各种功能障碍者需要的康复医疗机构。

目前,我国国家卫生健康委员会颁发的《综合医院康复医学科建设与管理指南》和《综合医院康复医学科基本标准(试行)》中规定:独立设置科室开展康复医疗服务,科室名称统一为康复医学科。但部分医院名称仍不统一,如理疗科、康复理疗科、物理医学与康复科、中西医结合康复科、运动医学科、体疗科等。

3.康复门诊

独立设置康复诊疗机构,不设病房,只为门诊患者提供康复医疗服务。一般设有康复诊室和治疗室,如电疗、针灸、推拿、牵引室等。

4.疗养院型

利用自然环境把疗养因素与康复手段相结合,促进慢性病患者、老年病患者、手术后患者及其他伤残者的康复。但受市场经济的影响,疗养治疗形式的疗养院已经萎缩,目前以休闲度假形式居多。

5.不完全康复型(或精准康复型)

指某些针对残疾和养老的机构,仅对机构内的孤寡老人或患者提供不同程度的护理和少量的物理治疗,有时根据需求请院外的医师会诊,处理一些医疗情况。常见长期留治中心、病残护理院、老人养护院(老人公寓等)、儿童福利院(特殊学校)等几种类型。

在机构康复中,采用综合康复医学科的数量多,是机构康复的主体。综合医院的康复医学科占有很重要的地位,不仅承担的病种复杂,患者众多,而且康复医疗条件优越。中共中央、国务院印发《"健康中国 2030"规划纲要》中指出:强化早诊断、早治疗、早康复,实现全民健康。《综合医院康复医学科建设与管理指南》中明确指出:二级以上(含二级)综合医院应当设置独立科室开展康复医疗服务。综合医院康复医学科是在康复医学理论指导下,应用功能评定和物理治疗、作业治疗、言语治疗、心理康复、传统康复治疗、康复工程等康复医学诊断和治疗技术,为患者提供全面、系统的康复医学专业诊疗服务的临床科室。在目前的医疗改革中,有些一、二级医院转为康复医院或老年病医院,它们也是重要的康复医疗骨干力量。

但因为医保、费用等因素,患者在康复机构住院时间短,门诊就诊也不方便,且费用较高,因而康复覆盖率较小。因此,必须大力发展社区康复,才能为更多的患者服务,达到"共建共享、全民健康"。

二、社区康复

1981 年,WHO 专家委员会给社区康复的定义是:社区康复是指在社区的层次上采取的康复措施。这些措施是利用和依靠社区的人力资源进行的,包括依靠有病损、失能、残障的人员本身,以及他们的家庭和社会(有关单位、组织)。《关于残疾人在社区康复的 1994 年联合意见书》对社区康复进行定义:社区康复是社区发展计划中的一项康复策略,其目的是使所有残疾人享有康复服务、实现机会均等、充分参与的目标。社区康复的实施,要依靠残疾人自己和他们的家属、所在社区，以及相应的卫生部门、教育部门、劳动就业部门和社会服务部门等的共同努力。

社区康复的实施需要依靠3个方面。①残疾人本身及家属。②所在社区。③有关的政府部门(包括卫生部门、教育部门、劳动人事部门、民政和社会服务部门等部门)。3股力量联合起来，通力合作，社区康复的任务才能完成。

三、机构康复和社区康复的关系

为了实现“人人享有康复服务”的目标，满足人民群众日益增长的康复医疗服务需求。我国将康复医学发展和康复医疗服务体系建设纳入公立医院改革总体目标，与医疗服务体系建设同步推进、统筹考虑，构建分层级、分阶段的康复医疗服务体系，逐步形成以机构康复为核心、以社区康复为基础、以残疾人家庭为依托的康复医疗服务网络。

纵观国内外特别是发展中国家现代康复医学事业的发展历程，一般首先有致力于康复专业的专家建立专业康复医学机构，开展康复医学的医疗、教学和科研工作，培养康复医学人才，然后逐步将康复医学普及到社区，发展社区康复。如果没有机构康复，则社区康复的技术指导将会成为无源之水、无本之木。但如果不发展社区康复，则部分有康复需求的患者将得不到及时、持续、全面的康复服务，康复医疗服务将无法普及，“人人享有康复服务”的目标将无法实现。机构康复和社区康复两者是普及与提高的关系，即在提高的指导下普及，在普及的基础上提高，两者相辅相成、相互促进、循环往复、不断升华。

第二章　康复评定基础

第一节　康复评定的概念与应用

一、康复评定的基本概念

在康复医学实践中，评价（evaluation）和评估（assessment）是两个有所区别的概念。前者是指为制订、修改治疗计划和制订出院计划所进行的采集、分析以及解释数据和资料的一个连续过程，是检查者在收集资料（包括病史、症状、体征、疾病诊断、各种检查测量结果等）的基础上对障碍进行综合判定的过程。评估（assessment）则是指在评价（evaluation）过程中所采用的具体的检查或测量项目和方法，是对具体障碍特征的定性、定量评估，如平衡功能的检查、日常生活活动能力评定等。

康复评定（rehabilitation evaluation），是收集评定对象的病史和相关资料，提出假设，实施检查和测量，对结果进行比较、综合、分析、解释，最后形成结论和障碍诊断的过程。康复评定的对象包括所有需要接受康复治疗的功能或能力障碍者。通过康复评定，发现和确定障碍的部位、范围或种类、性质、特征、程度以及障碍发生的原因、预后，为预防和制订明确的康复目标和康复治疗计划提供依据。广义的康复评定还包括康复目标的设定和制订治疗计划。

二、康复评定的三个层面

根据1980年世界卫生组织（WHO）《国际残损、残疾和残障分类》第1版（international classification of impairments，activity，and participation，ICIDH-1）的分类方法，将障碍分为3个层面。①残损（impairment），是指由疾病、外伤或发育障碍所致的解剖结构以及生理、心理功能的异常变化，这些变化影响组织、器官或系统的正常功能，因而表现为功能障碍。功能障碍可以是暂时的，也可以是永久的。②残疾（disability），即能力障碍，为个体水平的障碍。根据障碍的程度分为活动受限和残疾两个层次。活动受限指障碍者不能按照多数人的方式完成某种活动或任务，常为功能障碍的结果。当障碍者的许多功能受限，并且不能承担（胜任）家庭、社区、休闲、社会和工作活动中的角色时，活动受限就转变成为残疾。残疾以个体在特定角色中的实际表现能力与社会关于“正常”的期望值或标准之间的不一致性或差距为特征。③残障（handicap），指各种环境（自然、社会、态度等）不利因素所导致的障碍。患者由于功能障碍或能力障碍(活动受限或残疾),不但个人生活不能自理,而且限制或阻碍其参与社会活动、承担正常角色(如不能重返教师工作岗位)。残障是个体的功能障碍或能力障碍在文化、社会、经济和环境方面的反映和后果,因此属于社会水平的障碍。一个人由于使用轮椅或辅助工具,即便其功能独立,也仍然有可能要面对社会对残疾人的负面态度。

康复评定涵盖上述3个障碍层面的内容,评定者根据患者情况,分别从不同层面上对患者进行全面的评定。康复评定是从功能、能力和各种环境因素角度全面考察患者作为一个完整的社会人的生存状况和质量。因此,康复评定是综合性的、跨学科的评定。不同的专业负责相关的专科评定。

1996年,WHO制订了新的残疾分类系统,称为《国际残损、活动和参与分类》(international classification of impairment, activity, and participation, ICIDH-2)。经过多年的修改测试,WHO将上述分类修改为《国际功能、残疾和健康分类》(ICF)。在ICF分类中,"功能"一词是躯体功能和结构、活动、参与的概括性术语,它表示个体与其所处的背景性因素(环境和个体因素)之间相互作用的积极方面。"残疾"一词是损伤、活动受限以及参与受限的一个概括性术语,它表示个体与其所处的背景性因素(环境和个体因素)之间相互作用的消极方面。

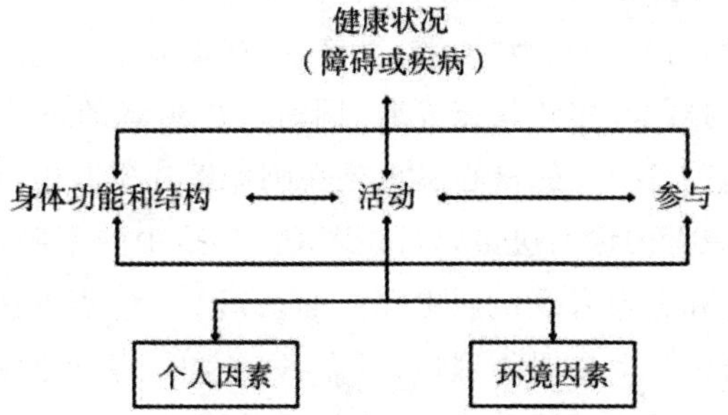

图1-1　ICF概念模式图

图1-1用图示说明功能与残疾的相互作用、转化和演进的模式。示意图说明了个体的功能或残疾被认为是健康状况(疾病、损伤、创伤、障碍等)与背景性因素之间动态的相互作用和复杂联系的结果,而这种相互作用和复杂联系是双向的。该分类不再将残疾视为个体的障碍,而认为这是由社会环境所影响而建立的一种复合概念。新的分类概念的建立,为临床康复医学工作模式、为实施残疾人全面康复提供了坚实的理论框架与指南。康复评定不仅涉及功能障碍与活动受限方面的评定,还包括对于影响患者参与、回归社会的非个体因素即环境因素的评定。3个障碍层面的评定是实现全面康复的前提与基础工作。

三、康复评定在康复临床决策过程中的作用

形成和实施康复治疗方案是一个临床决策的过程。康复医学临床决策过程是康复医师或治疗师制订治疗计划的工作思路或模式,按照这种模式进行操作,康复医师或治疗师能够根据患者的病因、障碍点和康复目标制订出有效、切实可行的康复治疗计划。临床决策模式包含了一系列相互关联的步骤,大致分为5个阶段。①康复评定。②建立康复的长期目标和短期目标。③形成和制订治疗计划。④实施治疗计划。⑤评估康复疗效。根据疗效评定结果决定是

否修改、继续或结束康复治疗。

康复评定是临床决策过程中的重要组成部分。康复治疗的过程实际上是一个通过定期的康复评定来制订、实施、修改和完善治疗方案的过程。康复评定贯穿于康复治疗的全过程，任何一个治疗方案的产生和确定均以康复评定结果和结论为依据。在经过一段治疗后进行疗效评定时，根据患者障碍有无改善或改善多与少决定是继续或进一步修改治疗计划，还是结束原治疗方案。当康复评定所使用的方法和结果分析正确时，康复治疗朝正确的方向进行，使障碍得到及时、合理的治疗和处理，达到及时中断障碍的发展进程、早期康复的目的。反之，康复治疗可能会无的放矢，以致贻误最佳康复治疗时机，甚至造成不良后果。因此，正确、准确的康复评定是制订正确康复治疗原则、计划和具体实施方案的前提和基础。确定以证据为基础的治疗计划、治疗指导原则和治疗方法与步骤，取得最佳治疗效果，是建立以患者为中心的康复治疗模式的根本理念和发展趋势。

四、康复评定与循证医学

循证医学(evidence based medicine，EBM)是近十余年来国际临床医学领域中迅速发展起来的一门新学科。1992 年，加拿大著名临床流行病学专家大卫·萨基特(David Sackett)等正式提出了循证医学的概念，将其定义为“慎重、准确、明智地应用当前所能获得的最佳研究证据，结合临床医生的个人专业技能和多年临床经验，同时考虑患者的价值和愿望，将三者完美地结合来制订患者的治疗措施”。EBM 的核心思想是在临床医疗实践中，应最大限度地利用科学的证据指导临床实践，制订患者的诊治决策，以减少医疗实践中的不确定性。循证医学的内涵主要体现在思维理念的更新和对患者及疾病更深层的认识上。它倡导医疗决策的科学化，强调以证据为基础的医学应当将医疗活动置于理性、可靠、完备和严谨的学术基础之上。

康复评定是进行高质量的康复医学研究、积累最佳研究证据的重要手段；在康复临床决策过程中，康复评定的结果是否提供了真实、可靠的依据决定着诊断与治疗的正误；观察某种康复治疗技术的优劣以及疗效也必须通过康复评定来判断。因此，临床康复评定技术的迅速发展确实提高了障碍的诊治及预防水平。但是，也应该看到：一方面，一些康复评定或康复治疗新技术和新方法并未进行准确、可靠的严格论证，即在质量证据并未得到证实之前就被匆匆推向临床应用，科研与临床应用之间脱节；另一方面，临床医生或治疗师毫无根据地拒绝某项评定或治疗技术。上述两种情况均阻碍了新技术的推广及康复医学的发展。因此，康复医学的实践与发展应遵循循证医学的理念，坚持进行科研设计和文献评估，对不断增加的新技术进行验证，通过准确的康复评定，协助临床康复医生和治疗师作出诊断、预防和治疗决策，为疗效判断提供可靠证据。

根据循证医学的理念，康复临床诊疗决策应通过如下步骤作出。①根据患者的病史、体征、实验室检查以及康复评定结果提出需要解决的问题，例如功能障碍、障碍的原因、鉴别诊断、预后、康复治疗以及预防等。②查询回答所提问题的最佳研究证据。③严格评价研究证据即证据的真实性、可靠性和适用性，确定是否依据查得文献所获得的结论作出诊治决策。④结合患者的具体情况和临床专业知识将现有最好的成果应用于患者的诊断及治疗决策中。最后对实施效果(即疗效)进行追踪和再评定，由此提高康复临床实践的水平。

循证医学将推动 21 世纪的康复医学从理论知识加个人经验的旧模式向遵循科学证据的新

模式转变。康复评定在这个转变过程中承担着重要角色。

五、康复评定的目的

康复评定贯穿于康复治疗的全过程。因此,在运用各种疗法进行康复治疗的过程中,不同时期的评定有着不同的目的。从总体来讲,可以归纳为以下几点。

(一)发现和确定障碍的层面、种类和程度

通过评定,评定者准确地掌握现存障碍发生在哪个层面、障碍的种类以及障碍的严重程度等信息,为评定康复疗效建立基线。

通过功能障碍的评定,确定患者在人体测量学方面的特征、关节功能、肌肉功能、运动功能控制、姿势与平衡、步态、反射与感觉、认知或有氧运动能力等方面的变化。

通过对能力障碍进行评定,可确定患者在实际生活中各种能力(自理能力、工作和学习能力、休闲活动能力)在哪些方面受限以及受限的程度。

通过对各种环境障碍(家庭环境、社区环境、工作环境、社会环境)进行评定,从中找出影响患者康复的外界环境因素。

(二)寻找和确定障碍发生的原因

准确地判断组织、器官或系统损伤与症状、功能障碍之间的因果关系。功能障碍与活动受限之间的关系是康复评定的核心工作。通过仔细寻找和分析阻碍患者功能恢复、回归家庭生活与社会的内在和外在因素,方能制订合理的康复目标及有效的康复治疗计划。

(三)确定康复治疗项目

在康复评定的基础上,根据患者存在的障碍、种类及其程度,特别是针对障碍发生的原因选择药物、手术、运动疗法、理疗、作业疗法、语言疗法、心理治疗、文体治疗,以及康复工程疗法(如假肢或矫形器的设计和制作)。

(四)指导制订康复治疗计划

评定的结果作为客观依据,为治疗人员提出正确的康复目标、制订康复治疗计划(方法、原则及具体实施方案)提供第一手资料。

1.指导设定康复目标

确定了问题及其发生的原因后,首先要设定与之相关的康复目标。康复目标设定分为远期目标设定和近期目标设定。远期目标,又称长期目标,是康复治疗结束或出院时所达到的效果,也应是患者通过康复治疗可能达到的最佳状态。近期目标,又称短期目标,是实现远期目标的基础和具体步骤,是实现远期目标过程中的一个又一个的阶段性目标。随着康复的进展,近期目标不断出新,逐步接近并最终达到远期目标。切合实际的远期与近期康复目标来源于正确的判断即康复评定。康复评定结果的模糊和不准确,不仅会使康复医师在制订康复治疗目标时发生根本性的错误,也会使患者期望值过高、抱有幻想,或悲观失望、对治疗失去信心。

2.指导制订康复治疗计划

不同原因导致的障碍需要选择不同的治疗措施与方法。以关节活动受限为例,如果关节活动受限是由于皮肤、关节或肌肉组织因长期制动所造成的短缩所引起,牵张短缩的组织就是改善和扩大关节活动范围的主要手段;如果活动受限是由水肿、疼痛、痉挛或肌力下降所致,主要治疗则应是纠正基础病变,同时预防由于基础病变使关节制动并由此而继发关节活动范围的减小与丧失;如果活动受限的原因是骨性关节强直和长期挛缩,则非手术治疗均无效,康复治疗将以教给患者代偿技术或方法为主。

由此可见,正确的康复治疗计划和方案来源于正确的康复评定。中枢神经系统损伤后采用肌力强化训练而导致痉挛、异常运动模式的出现就是基于错误评定的错治例证。

(五)判定康复疗效

在单项治疗过程中,经过一个阶段或疗程治疗后进行再次评定,通过与上一次评定的结果和正常值比较可以判断疗效优劣、治疗方法是否正确、下一阶段中是否需要修改治疗计划等。而康复疗效的综合判定是以康复治疗前后功能性活动(日常生活活动、工作、休闲活动)的独立状况或程度的变化作为标准进行判断的。

(六)判断预后

由于损伤部位、范围或程度不同,同一种疾病的康复进程和结局可以不同。通过对障碍进行全面评定,治疗人员可以对患者的康复进行预测判断,为制订更加切实可行的康复目标和治疗计划提供依据,也使患者及其家属对未来有一个预期值和心理准备,既不悲观,也不盲目乐观,使患者更积极地参与和配合治疗。

(七)预防障碍的发生和发展

有的患者因功能障碍而就诊,但经各种检查也不能确定病因、作出疾病诊断。此时,通过定期的康复评定,针对其功能障碍及时采取干预措施,可以最大限度地减少或阻止功能障碍的进展。此外,有些患者虽尚未出现明显的功能障碍,但通过康复评定,可及早知道其已处于边缘状态,并据此判断今后可能发生的问题。如及时采取有效的预防措施和安全措施,将能够阻止功能障碍或残疾的发生和进展。对老年人进行平衡功能的评定可以预测易摔倒的危险程度。

(八)评估投资-效益比

康复的最终目的是使残疾人最大限度地回归家庭与社会生活。是否在最短的时间里,用最低的成本达到最佳的疗效,即达到上述目标是评估或衡量康复医疗机构医疗质量与效率的一个重要手段。通过对一定时间内患者日常生活活动能力的恢复程度进行评定,即根据治疗后与治疗前日常生活活动能力评分之差与治疗天数之比对康复疗效进行判定,可以有效地对一个康复医疗机构的投资-效益比进行评估,数值越大,康复效率越高。

(九)为残疾等级的划分提出依据

通过对伤者治疗后临床症状稳定时的器官损伤、功能障碍、日常生活、工作、学习和社会交往能力的丧失程度及其对医疗和护理依赖的程度进行评定,将伤残者的残疾程度划分等级。

第二节　康复评定的工作流程与内容

康复评定分为收集资料、整理分析资料和解释结果 3 个阶段。此外,康复小组定期组织召开评定会也是康复评定过程中的重要内容。

一、收集资料

收集资料包括采集病史及检查与测量。

（一）采集病史

采集病史包括采集患者的主诉、现病史和相关的既往史，各种实验室检查、特殊检查、临床诊断、临床治疗过程及并发症等。患者的功能史也是必须着重了解的内容，包括进食、梳洗、修饰、洗澡、如厕、穿着、床上运动、转移、移动、交流等。对于它的了解有助于康复医师或治疗师了解特定疾病导致的残疾特点和残留的功能。此外，患者的生活方式、康复目标和期望、职业和家庭状况在康复评定中亦不可忽视。采集病史的途径除参阅既往病历、与患者面谈外，必要时也可向家属了解情况。

（二）检查与测量

检查与测量是收集患者资料的重要手段，包括物理检查，以及各种功能障碍、功能性活动能力障碍和社会参与障碍的评定。物理检查是对身体某部分进行视诊、触诊、测量和听诊。通过物理检查，可达到 2 个目的。①确定患者的主诉，即将患者的主诉与特殊的解剖部位与结构联系起来。②证实患者的主诉，包括主诉的特点、程度和确定它与运动功能和功能性活动能力的关系。对于任何一种疾病或创伤并需要给予康复医疗支持的患者或残疾者，都需要从障碍学的 3 个层面上进行评定。通过对功能、能力和社会参与性的全面考察，制订出个性化、整体性的康复治疗计划与方案。

物理治疗师与作业治疗师根据患者的具体情况，分别从各自专业的角度选择不同的评定项目和特异性评定方法。所选择的检查项目亦因疾病种类而异。对于肘关节以上截肢的患者，不仅需要进行肢体残端的形态测量、关节活动度的测量、残端肌力的测定，还需要进行与上肢功能密切相关的日常生活活动能力的评定；对于中枢性瘫痪的患者，功能障碍评定可能包括上下肢功能、平衡、步态、感觉、认知、语言等，此外还需进行日常生活活动能力、环境以及生活质量的评定。

二、分析资料

（一）确定问题

进行结果分析前，治疗师将收集到的资料（病史和检查测量结果）进行归纳和分类整理。将患者存在的问题分为 3 类，即功能障碍、能力障碍及社会参与障碍。功能形态障碍可进一步分为直接损害、间接损害、复合损害。以脑卒中患者为例，直接损害为病损的直接结果，如偏身感觉丧失、认知障碍、偏瘫、运动计划和协调性异常；间接损害为多系统继发损害或并发症，多由长期不活动、治疗不当或未及时进行康复治疗所致，如失用性肌萎缩、挛缩、压疮或肺炎；复合损害指由多种原因（包括直接和间接原因）引起的障碍，如平衡障碍、肩痛等。将临床资料进行分类的意义在于能够系统、全面地找出患者存在的问题，为选择和确定康复治疗方案打下基础。

（二）确定残存功能或能力

在找出障碍点后，还应当通过分析检查结果，确定患者哪些功能或能力仍保留。在康复治疗中，除进行功能或能力恢复训练外，还需要加强患者的这些残存功能或能力。通过强化训练，为患者提供积极而成功的体验，这种成功的体验有助于提高患者学习和训练的主动性，提高与治疗师的配合度。

三、解释评定结果

（一）分析障碍产生的原因

制订正确的治疗计划、判断疗效及预测疗程和预后，均以发现问题并正确地认识和理解其病理改变为基础。因此，发现障碍所在并将其进行分类并不是障碍学诊断的全部工作，仅仅是确定问题。康复评定更重要和更有价值的工作是要进一步分析为什么会出现这些障碍，也即分析和确定障碍发生的原因。它既是康复评定的工作步骤，也是建立障碍学诊断的重要的临床思维方法。不进行深入的病因分析，必然会导致盲目治疗，最终影响康复疗效。障碍原因的分析需要从功能障碍发生的原因和功能性活动能力障碍发生的原因 2 个层面进行。

1.寻找功能障碍的原因

多种因素可以导致共同的功能障碍，换句话说，某种功能障碍可由多种因素所致。例如，平衡功能障碍可由下肢本体感觉障碍、踝足扭伤或骨折和前庭功能障碍等因素引起。偏瘫患者的肩痛可以是肩关节周围肌力弛缓、肌张力低下、肩关节长期不活动所致，也可以是周围软组织损伤的结果。确定哪些因素是引起某种特定障碍如肩痛的主要原因，理解症状体征与障碍之间的内在联系，对采取对因治疗，制订治疗方案具有直接的实际指导意义。在因果关系不十分清楚时，也可通过试验性治疗证实或否认临床分析，并通过复查评定来观察疗效，如果效果不明显，则需要重新整理思路。

2.寻找功能性活动障碍的原因

多系统功能整合是人体完成各种功能性活动的基础。因此，相关组织、器官或系统的功能损伤最终将影响日常生活活动。一种功能障碍可影响多种日常生活活动的完成。以手部关节活动受限为例，由于手部关节活动受限必将影响手的抓握功能和灵巧性，其结果是使进食、梳洗、系扣、写字等多种日常生活能力受到影响。此外，多种病理损害可以引起某一种日常生活活动能力障碍。例如，类风湿性关节炎患者不能用勺进食可以是手指关节急性炎症所致，也可以是手指关节挛缩畸形的结果等。脑血管意外患者，其日常生活活动能力不仅与肢体功能状况有关，也与认知与知觉功能水平相关，如果仅仅注意肢体的偏瘫而忽略认知功能障碍等问题，将会影响肢体功能康复的治疗效果。因此，在对障碍进行分层、分类的基础上，治疗师除了分析引起功能障碍的病因，还要进一步分析功能结构损伤与能力障碍之间是否存在因果关系，对某种能力障碍背后的不同原因加以识别，正确地指出能力障碍的发生原因。只有认清障碍发生的原因，才能制订出有效的治疗方案。

通过整理和分析所有资料，治疗师还可以获得以下几方面的信息。①现存问题的严重程度及复杂性。②多部位或多系统受累的可能性。③原有疾病的状况及目前的稳定性。④预后预测，包括功能和能力障碍持续存在的可能性，潜在的出院计划和外部环境的支持等。

（二）形成障碍学诊断

诊断名称可用于描述患者的异常情况，从最基础的细胞水平到最高级的，作为一个社会人的功能水平。疾病诊断（临床诊断）是对疾病、紊乱或细胞、组织、器官、系统水平的异常情况的定性诊断，即通过病史、症状、体征以及其他医学检查手段来判断疾病的本质和确定病变的名称。因此，疾病诊断是在详细了解和观察病情的基础上推断出的。诊断的名称是解剖学与病理学相结合的产物，如脑出血、脑梗死、十二指肠球部溃疡等。障碍学诊断是在医学诊断的基础上，确定疾病或外伤的功能性后果，是阐明组织、器官、系统水平的异常对于系统功能水平（尤其是运动系统）和对于作为一个社会人的整体功能水平的影响的诊断。康复医学以独特的审视角度对患者的功能障碍、能力障碍、环境障碍进行判定。例如，功能障碍——关节活动范围受限、平衡功能障碍、异常步态等；能力障碍——ADL 能力受限等。在临床诊断的基础上，尚需进一步作出障碍学诊断。由于诊断目的是要确定患者所期望的水平与患者实际水平之间的差距从而确定有效的治疗方案，因此，障碍学诊断除了明确障碍的种类，在可能的情况下，还应对当前障碍的程度给予评估。

障碍学诊断是康复评定的核心。正确的康复治疗计划的制订以障碍学诊断为基础，治疗师当尽早确定诊断以便及时治疗。暂时不能确定诊断时，可根据经验先行实验性治疗，如果疗效不明显，则需要重新进行评定，探究其原因。

（三）设定康复目标和制订康复治疗计划

确定诊断后，明确患者的障碍所在、障碍的程度及预后的判断，为患者设定切合实际的长期目标和短期目标提供了可能，有利于在此基础上选择和制订适当的治疗方案。物理疗法治疗师和作业疗法治疗师应当根据患者的具体情况，以及各自专业的特点，选择制订治疗计划，从不同的专业角度对患者进行康复。

四、记录

（一）记录的目的

物理疗法与作业疗法康复治疗记录是关于患者障碍的特征、发展变化、转归和诊疗情况的系统记录。康复治疗记录不仅记录障碍的情况，而且会记录治疗师对障碍的分析、判断、诊断、治疗过程，以及对预后的估计。因此，康复治疗记录既是障碍情况的实际记录，也是医疗质量和学术水平的反映。康复治疗记录为医疗、教学和科研提供了极其宝贵的基本资料，也是涉及医疗纠纷及诉讼的重要依据。

（二）记录的基本要求

（1）内容真实、可靠。

（2）描述精练、重点突出。

（3）记录格式规范、系统。

（4）记录及时。

（5）保持记录的连续性。

（三）记录方法与记录时间

物理疗法和作业疗法的康复治疗记录均采用由 Weed（1971）提出的“问题导向医疗记录（problem oriented medical record，POMR）”。POMR 由 4 个相互密切联系的部分组成。①建立资料库，包括病史、体检、实验室以及初期康复评定项目、方法及结果。②列出具体问题即问题点，包括因疾病或继发损伤所致的各种障碍（躯体、心理、社会及职业或功能、功能性活动能力及社会参与方面的障碍)。③制订康复计划,包括为每一个具体问题制订短期目标及针对每一个目标的治疗对策。④针对具体问题的治疗情况做记录。前3部分内容在首次建立病历时完成,治疗记录的时间间隔根据各医疗机构的要求而可以不同。但在治疗师接管患者时、治疗过程中及结束康复治疗时必须书写正式的医疗记录。治疗记录按照SOAP格式进行书写,即记录主观资料(S)、客观资料(O)、评定(A)及治疗计划(P)。

S(subjective):指主观资料,是患者及其亲属的陈述。

O(objective):指客观检查所见,是检查者所观察、检查或测量的结果。

A(assessment):评定,包括对主观和客观资料的专业分析判断、制订长期目标和短期目标。

P(plan):计划,包括总体治疗计划和具体治疗方案。

POMR突出数据库与治疗计划之间的关系,使患者的问题作为治疗的重点在治疗计划中体现。

五、评定会制度

评定会在实施和完成康复评定的基础上进行。评定会是由康复医生负责组织的,针对某一位具体患者的问题与康复治疗计划进行讨论和决策的康复小组会议。康复小组成员包括康复医师、运动疗法师、作业疗法师、语言治疗师、心理医生、矫形技师及工程师、护士、社会工作者,必要时营养师也参加评定会议。评定会通常在每次评定结束后进行。在评定会上,运动疗法师或作业疗法师各自从不同的专业角度报告评定结果并提出康复治疗计划,包括远期目标和近期目标、治疗方法与具体的实施方案;同时听取其他专业的报告。通过沟通和讨论,使康复小组成员对患者的情况有一个全面的了解,有助于加深对患者存在的问题的理解;对不适当的治疗计划进行必要的修改,有助于各专业之间相互协调、合作,提高全面康复的效果,最终使患者受益。

不能将评定片面地理解成一项检查或是一次会议,不仅要将评定贯穿在康复的始终,而且要做到评定与疗法一致,随时用评定的观点验证疗法的有效性。只有正确地理解并严格地做好评定工作,才能使康复治疗有计划、有步骤、有效地进行。

六、康复评定的时期

定期进行康复评定及定期召开评定会是康复评定的重要工作。根据不同的时期,将康复评定分为初期评定、中期评定、末期评定及随访。

(一)初期评定

初期评定是首次对患者进行的评定。初期评定的目的是确定患者的功能水平,通过评定确定其正常功能、患者的需要及存在的问题或障碍,建立障碍诊断,即发现患者在上述3个层次上存在的障碍点、障碍水平、原因以及了解患者的需求,为制订远期、近期目标和治疗方案提供依据,也为中、末期评定判断疗效提供客观指标。治疗师在接到治疗通知单24 h内即开始对患者进行初期评定。

(二)中期评定

患者经过一段时间治疗后进行的再次评定。一般在患者出现新的临床变化或患者对治疗无反应时进行中期评定。评定的过程同初期评定,但重点或目的是对前一阶段的康复治疗进行总结，判断障碍是否有改善，改善的程度及治疗方案有无调整必要。通过将中期评定结果与初期评定结果进行比较，检查初期评定以来的变化或进步是否与近期目标相符合从而判断疗效。如果所得进步已达到近期目标，则可重新设计康复目标；如果进步不大，治疗效果不显著，或变化与目标不相符合，提示治疗措施或方法不当，则需要及时更改。也可以根据患者康复进展情况的需要组织多次中期评定。

（三）末期评定

末期评定通常在患者出院前，结束治疗时进行。目的在于判定康复治疗效果如何、是否达到预期目标，对遗留问题提出进一步解决的方法和建议。

（四）随访

随访指对出院后回归社区家庭的患者进行的跟踪随访。随访的目的是了解患者功能和能力状况，即是否仍保持已获得的进步还是退步，是否需要继续治疗。评定的对象多为治疗进步缓慢，但不需要接受常规康复治疗者，如中风（脑卒中）后偏瘫恢复期的患者。随访可 2～3 个月、半年甚至 1 年进行一次。随访也常用于科研中。

第三节　康复评定的类型与实施方法

一、康复评定的类型

康复评定分为定性评定、半定量和定量评定。它们在方法、对象、适用情况及结果上各具特征。

（一）定性评定

认识某种事物（或障碍），首先要认识这个对象所具有的性质特征，以便把它与其他对象区别开来。所以，定性分析评定是一种最根本、最重要的分析研究过程。它从整体上把握研究对象“质”的特性，即对研究对象进行“质”的分析。定性分析运用归纳和演绎、分析与综合及抽象与概括等方法，对获得的各种资料进行思维加工，去粗取精、去伪存真、由此及彼、由表及里，达到认识事物本质、揭示内在规律，从而通过定性分析解决研究对象“有没有”或者“是不是”的问题。因此，定性分析不仅可以从各个不同的角度与层面观察事物、事例，找出共同性的联系和特点，而且可以研究事物的特殊性，找出相异之处及其原因。

定性分析有 2 种不同的层次。一种是定性评定的对象是反映事物“质”的规律性的描述性资料而不是“量”的资料，即研究的结果本身就是定性的描述材料，主要适用于个案研究和比较研究中的差异描述。但描述性定性评定容易受到研究者和被研究者主观因素的影响，影响分析的客观性，使研究结果带有很大程度的模糊性和不确定性。另一种是建立在严格的定量分析基础上的定性分析。任何研究或分析一般都是从研究事物的质的差别开始，然后再去研究它们的量的规律，在量的分析的基础上，再作最后的定性分析，以得出更加可靠的结论。

康复评定中常用的描述性定性评定资料主要通过观察和调查访谈获得，方法包括肉眼观察和问卷调查。通过观察和调查，对评定结果进行归类分析，通过与正常人群的表现特征进行比较，可以大致判断患者是否存在障碍及存在何种障碍。在临床康复医学工作中，定性评定方法常作为一种筛查手段对患者进行初查，找出问题，如对偏瘫患者进行的运动模式的评定（屈肌联带运动、伸肌联带运动、分离运动等）、异常步态的目测分析法等。定性评定常常是定量评定的前期工作。其优点是在很短的时间内就可以对患者的情况作出大致的判断，不需要昂贵的仪器设备，检查不受场地限制。作为一种筛查手段，定性分析为进一步详查限定了范围，提高了评定的针对性。由于描述性定性分析具有一定的主观性，因此不同的检查者所得印象可能不尽相同，使结论的客观性和准确性受到影响，而基于定量分析基础上的定性评定结果则更加科学、准确。

（二）半定量评定

半定量评定是将定性分析评定中所描述的内容分等级进行量化，即将等级赋予分值的方法。半定量分析所产生的结果要比定性评定更加明确、突出，但分值并不精确地反映实际情况或结果。

康复评定中所采用的半定量评定方法是将障碍的水平分为若干级别、阶段或将等级赋予分值进行评定。临床上通常采用标准化的量表评定法。偏瘫上、下肢及手的功能分为 Brunnstrom 6 个阶段，上田敏 12 级，Fugl-Meyer 总积分法等；徒手肌力检查法采用 0～5 级的六级分法；日常生活活动能力的评定采用 Barthel 指数、FIM 等；视觉模拟尺评定亦属于半定量评定。半定量评定能够发现问题所在，并能够根据评定标准大致判断障碍的程度。由于评定标准统一且操作简单，因而易于推广，是临床康复中最常用的评定方法。

（三）定量评定

定量分析的对象是“量”的资料，这些资料常通过测量获得并以数量化的方式说明其分析结果。定量分析的目的在于更精确地定性，通过定量分析可以使人们对研究对象的认识进一步精确化，以便更加科学地揭示规律，把握本质，理清关系，预测事物的发展趋势。分析的质量取决于数据的准确性和完整性。

定量康复评定将障碍的程度用数值来表示。所得数据一般用度量衡单位表示，如关节活动度以度（°）、等速运动肌力检查以牛・米（N・m）、身体重心偏移及重心摆动轨迹以厘米（cm）、步态分析中的步速以米/秒（m/s）及步幅、步宽、跨步长均以厘米（cm）表示。定量评定的最突出优点是将障碍的程度量化，因而所得结论客观、准确，便于进行治疗前后的比较。定量评定是监测和提高康复医疗质量、判断康复疗效的最主要的科学手段。

对事物的定性分析必然导致定量分析。定性分析与定量分析是统一、互补的。定性分析是定量分析的基本前提，而没有定性的定量是一种盲目的、毫无价值的定量；定量分析使定性更加科学、准确，并促使定性分析得出广泛而深入的结论。

二、常用的康复评定实施方法

（一）观察法

观察法是观察者凭借感觉器官或其他辅助工具，对患者进行有目的、有计划的考察的一种方法。观察可以在实际环境和人为场所的情境中进行。观察法具有观察对象的自然性、观察的客观性和直接性等特点，而其最大优点是由于观察过程一般不被患者知晓，因而保持了被观察者表现的自然性而不附加人为的影响，方法简便易行。其缺点是只能了解表现的事实，不能直接解释其发生的原因。观察法属于定性分析法，因而具有一定的主观性。为弥补肉眼观察之不足，可用摄像机将观察内容记录下来，以便反复观察和进行再次评定时的比较。

（二）调查法

调查法是以提出问题的形式收集被检查者的有关资料的一种方法。从回答问题的形式是否预先设计，可分为结构性调查和非结构性调查。前者指所提问题为闭合式，即回答问题的形式以预先确定所有可能的答案和设计好的固定模式出现，被调查者只需从中选择一个答案即可，如回答"是、否""不疲劳、有点疲劳、疲劳、非常疲劳"等。后者指所提问题为开放式，即被调查的问题允许被调查者用自己的语言自由回答，不做范围的限制。一般来说，在需要了解人的真实想法时，常采用开放式问题。闭合式问题由于预先规定了所有答案，便于将结果列表、做数量化处理和分析。调查法的优点是能够在较短时间内获取大量的有关被调查者的第一手资料。调查的方式可分为问卷法和谈话法。

问卷法以书面形式收集资料，是康复评定常用的方法。康复评定中调查问卷的问题多采用闭合式问题，经过专门培训的调查者根据标准化设计的调查表对患者进行面对面的询问，亦可通过电话、电子邮件完成。在患者因各种原因不能回答时，可由家属或陪护代为回答，但一定要在评定记录中注明。问卷调查主要用于功能性活动能力如 BADL、IADL、生活质量的评定以及情绪障碍的诊断等。

（三）量表法

量表法是运用标准化的量表对患者的功能进行测定的方法，康复评定中常用等级量表法和总结量表法。

1.等级量表法

等级量表是将功能按某种标准排成顺序，故又称顺序量表。常采用数字或字母将功能情况进行定性分级。例如，将某一种检查评定的结果按 A、B、C、D，或 1、2、3、4，或Ⅰ、Ⅱ、Ⅲ、Ⅳ进行分级。等级量表法为半定量评定，评定所产生的资料为等级分组资料。标准化的徒手肌力检查法即是等级量表评定的例子。等级量表的主要缺点是无法确切地将等级间隔均等地划分，即等级之间没有相等单位。例如，Lovett 肌力检查法从异常到正常将肌力分为 0、1、2、3、4、5 级，即 5 级正常，4 级比 5 级肌力弱一些，3 级又比 4 级弱，但究竟弱多少就不知道了。因此，在进行同一项评定时，如行走能力的评定，如果将两个在不同等级上的患者的结果进行比较，不能提示这种量的不同是否等值。虽然这种量表比较粗糙，但也能对功能的特征进行一定程度的度量。

2.总结量表法

总结性量表又称累加性量表，其内容由一系列技能或功能活动组成，根据被检查者的表现，对每一项技能或功能活动进行评分（小分）。有两种小分计算方法，一种是每一个分项为一个固定分值，如 Fugl-Meyer 肢体运动功能评分，每完成一个动作得 2 分；另一种是对每一分项检查做等距评分如 Barthel 指数，进食、穿衣、上楼梯等项目的评分中可独立完成为 10 分、需要帮助为 5 分。无论何种记分方式，最后将小分相加得出总分。例如，Barthel 指数总分 100 分，65～100 分提示患者基础性日常生活活动基本不需要帮助。总结性量表的优点是能数量化地反映被检查者的功能障碍水平和特点。但是，由于两个分数相同的患者其功能障碍可以不同，他们可在不同的活动中得分或丢分，因此，不同患者之间的功能活动的潜在差异可能被掩盖。

量表法的有效性在很大程度上取决于评定量表的可靠性。

（四）仪器测量法

仪器测量法指借助于各种仪器设备对被检查者的某一生物或功能性变量（如关节活动范围、运动时最大耗氧量等）进行实际、客观的直接测量而获得绝对的量化记录的方法。仪器测量法最突出的优点在于能够将某种功能状况精确地量化，通过控制检查条件，不仅能获得客观数据，而且能探究障碍发生的原因。仪器法主要用于器官或系统损伤引起的功能障碍检查，如关节活动度测量、等速运动肌力测定、静态与动态平衡功能评定、步态分析、心肺运动负荷测验等。

（五）视觉模拟尺法

视觉模拟尺法是通过使用一条标有刻度的直线（长度为 10 cm、15 cm 或 20 cm）来定量评定某种障碍或症状的一种方法。直线的两端点标明为某种症状的两个极端表现。以疼痛为例，左端点为"无痛"，右端点为"非常痛"，中间区域为从无痛到非常痛的过渡情况。要求被检查者根据自觉症状程度在直线范围内进行选择，然后检查者测量"零点"至被检查者选择点间的距离。视觉模拟尺法可用于各种症状或障碍的评定，是一种用途很广的评定方法。

第四节　康复评定的原则与注意事项

在康复评定的实施过程中，治疗师必须掌握一定的原则和注意事项，才能确保康复评定操作正确，结果准确、客观。

一、选择评定方法与评定工具的原则

临床中存在许多评定障碍的同类评定量表或仪器设备。尽管如此，不同的评定方法仍各有侧重，并且与特定的治疗方法有着密切的联系。因此，在使用时需要比较各种评定工具的同异和优劣之处以进行选择。需要阐明的是，没有一种评定工具能够适用于所有的患者，也没有一种评定方法（工具）能够包罗万象，评定患者所有的问题。例如，一种评定量表可以对基础性日常生活活动进行详细的调查和评定，但它不能对完成日常生活活动的心理或社会影响因素进行考察。在选择评定方法时应遵循以下原则。

1.选择信度、效度高的评定工具

可以通过查阅文献了解某种特定评定工具的信度、效度水平；如果无从考证，则应首先对该检查或测量工具进行信度、效度检验以判断其可否在临床中应用。在满足评定目的的前提下，选择信度、效度水平高的方法。

2.根据实际情况选择具体评定方法

进行功能评定时，通常采取谈话、观察、量表检查及仪器测量等手段来获取第一手资料。在进行某一项功能评定时，要根据本单位现有条件选择评定手段。如肌力评定，有徒手肌力检查

法和使用设备如等速运动肌力评定法；对平衡功能进行评定时可采用平衡检查量表和平衡功能专用测定仪器的评定方法等；进行步态分析时，既可以采用简易的评定量表，又可以运用高科技的运动分析系统。

3.根据评定目的在同类工具中进行选择

康复医生在门诊检查患者，上级医生查房或会诊时，需要对障碍的范围、程度、性质以及治疗方向进行判断。因此，应选择简单、快捷、敏感、定性好的筛查方法。为了详细和深入地了解和判断患者障碍的水平，制订训练计划，比较治疗方法的有效性或修改治疗方案，应选择量化、精确度和灵敏度较高、特异性较强的评定方法。例如对偏瘫患者的步态进行评定时，前者可采用观察法，仅用 2～3 min 就可以大致判断患者的步态存在的主要问题；为了准确地判断障碍的程度和障碍发生的原因，制订有的放矢的治疗计划，应当采用生物力学分析方法。

4.评定与训练方法的一致性

许多评定方法与治疗方法密切相关。如对偏瘫运动功能的评定，Brunnstrom 法是在其训练方法的理论基础上设计的。根据评定结果又制订出治疗方案，即患者所处不同的阶段，训练方法完全不同。而 Bobath 评定方法是从运动模式进行分析，与 Brunnstrom 评定的角度完全不同。因此，如果使用 Bobath 训练方法而用 Brunnstrom 评定方法进行评定往往会导致康复评定与康复训练脱节。

5.根据障碍的诊断选择具有专科特点的评定内容

小儿的康复与老年人的康复、中枢性瘫痪与周围性瘫痪、骨关节损伤的运动系统康复与呼吸、循环系统疾病各有不同的特点，应根据各自障碍诊断的特点选择科学的、合理的评定内容。例如，对中枢性瘫痪的患肢运动功能不宜使用徒手肌力检查法；虽然日常生活动作的内涵对于人体都是一致的，但小儿脑瘫的日常生活能力评定量表应根据小儿的发育和生活特点予以设计；小儿脑瘫的运动功能评定虽然与成人中枢性瘫痪性质相似，但应对神经反射发育和运动发育进行重点评定。

6.选择与国际接轨的通用方法

同类的评定方法中，有些是在世界范围内使用多年的标准化的方法，有些是在某个国家或某些地区使用较多的方法；有些方法则可能是某个作者发表的研究结果，尚未被国际同行所接受。因此，在选择评定方法时，应首选国际通用、标准化的方法，以便国际学术交流。有些评定方法虽然具有地域的局限性，但如果其评定结果与国际认可的标准化检查方法具有高度的相关性，仍然是可取的。例如，上田敏的偏瘫运动功能评定方法在日本使用较普遍，其综合评定表中评定结果可以与 Brunnstrom 评定结果相互转换。上田敏的评定方法既可变换成 Brunnstrom 的阶段，又较好地解决了 Brunnstrom 评定方法灵敏度差和各阶段标准不明确的缺憾。因此，也被越来越多的同行所接受。

7.考虑时间因素

时间也是选择评定方法时需要考虑的因素。时间过长，患者往往难以耐受而最终放弃。因此，一个易于推广、普及的评定工具或方法，除具备上述条件外，操作简单、所用时间合理也是重要的指标。

二、康复评定的注意事项

(1)选择标准化评定方案时需进行严格的培训。

(2)检查应从筛查开始,如有必要,则应在筛查的基础上进行深入的详查。

(3)避免滥用检查,尽量避免不必要的检查。

(4)重视和提高交流与沟通能力,包括与患者、患者家属及其他专业人员的沟通。只有良好的沟通,才可能获得更多、更准确的情报和资料。

第三章　神经系统疾病患者的康复

第一节　脑卒中患者的康复

一、概述

脑卒中是严重的脑血管系统疾病，是神经系统的常见病和多发病。在我国，多年来其发病率、患病率、致残率和死亡率在疾病谱中一直处于前3位。随着社会人口老龄化，其发病率会继续升高，严重影响患者的劳动能力，给社会、患者及家庭带来沉重负担。

（一）基本概念

1.脑卒中

脑卒中也称脑血管意外（cerebrovascular accident，CVA），是指突然发生的、由脑血管病变所引起的局限性脑功能障碍，并持续超过24 h或引起死亡的临床综合征。其临床表现为头痛、头晕、意识障碍等脑部症状和偏瘫、失语、认知障碍等功能障碍。脑卒中包括缺血性卒中（脑血栓形成、脑栓塞、腔隙性脑梗死）和出血性卒中（脑出血、蛛网膜下腔出血）。

2.脑卒中康复

脑卒中康复是指应用神经康复的基本理论技术，全面阐述脑卒中后功能障碍特点、发生机制、障碍的康复评定，并依据评定结果制订康复治疗方案，进行系统、全面的康复治疗。

（二）危险因素

各种原因的全身性及局部血管病变、心脏病、血液成分和血流动力学改变均可引起脑卒中，其病因可以是一种，也可以是几种原因同时存在。流行病学调查发现，许多因素为脑卒中发病的高危因素，公认的因素主要有以下3种。

1.可预防和控制的因素

可预防和控制的因素是脑卒中的主要危险因素，应早期干预，如高血压、心脏病、糖尿病、高脂血症等。

2.可改变的因素

可改变的因素是增加脑卒中危险的因素，应尽早纠正，如不良饮食习惯、肥胖、吸烟、酗酒、少活动或不活动等。

3.不可干预的因素

不可干预的因素是脑卒中的次要危险因素，如年龄、性别、遗传、气候、种族等。

（三）临床特点

1.脑血栓形成

好发于中老年人，常在安静状态下或睡眠中发病。部分患者在发病前有头痛、头昏、麻木无力等前驱症状，多数患者发病后意识清楚或轻度障碍，数小时或数天内出现脑局灶性症状，如偏瘫、感觉障碍、言语障碍、吞咽障碍等。

2.脑栓塞

青壮年多见，多在活动中急骤发病，多数无前驱症状，患者一般意识清楚或有短暂性意识障碍。大脑中动脉栓塞，表现为失语、偏瘫、单瘫、局限性癫痫发作等，椎基底动脉系统栓塞表现为眩晕、复视、共济失调、交叉瘫、四肢瘫、发音及吞咽困难等，有心源性等栓子来源，可做出临床诊断。

3.脑出血

中老年高血压患者在体力活动或情绪激动时突然发病，发作时常有反复呕吐、头痛和血压升高，病情发展迅速，常出现意识障碍、偏瘫和其他脑局灶症状。

4.蛛网膜下腔出血

发病急骤，多有用力或情绪激动等诱因，半数患者会出现不同程度的意识障碍，突发呕吐、剧烈头痛、伴脑膜刺激征，偶有偏瘫。

二、功能障碍

脑卒中后由于损害部位、性质和程度的不同，所表现出的功能障碍较为复杂，包括运动功能障碍、感觉功能障碍、言语功能障碍、认知功能障碍、心理障碍、吞咽障碍等。其中运动功能障碍最为常见，可造成一侧肢体瘫痪，即偏瘫。

（一）运动功能障碍

运动功能障碍是脑卒中后最突出的问题。脑卒中发病部位不同，可出现偏瘫（大脑中动脉分布区）、单瘫（脑叶）、交叉瘫（中脑、脑桥）、四肢瘫（脑干）。此外，还有平衡功能障碍、协调功能障碍、步态异常等。

在各种运动障碍中最常见的表现是偏瘫，其特点是随着脑功能的改变和病情发展，偏瘫部位出现肌张力和运动模式的不断改变，表现为肌张力由迟缓逐渐增强而后很快出现痉挛，随后再逐渐减弱向正常肌张力恢复。进入痉挛后，同时伴有运动模式异常（共同运动、联合反应）和反射活动异常（原始反射重新出现、平衡运动反射缺失）。

1.典型的痉挛模式

痉挛是上运动神经元损伤的特征之一。脑卒中偏瘫患者的患侧诸肌均有不同程度的痉挛。其上肢表现为屈肌痉挛，下肢表现为伸肌痉挛。偏瘫患者典型的痉挛模式表现如下。

（1）头部：颈向患侧屈曲并旋转，面朝向健侧。

（2）上肢：肩胛骨回缩，肩带下降，肩关节内收、内旋；肘关节屈曲伴前臂旋后或旋前；腕关节屈曲并向尺侧偏斜；拇指对掌、内收、屈曲；其余手指屈曲内收。

(3)下肢:骨盆旋后上提,髋关节后伸、内收、内旋,膝关节伸展,踝跖屈、足内翻,趾屈曲、内收。

(4)躯干:向患侧侧屈并后旋。

2.联合反应

联合反应是指当健侧肢体进行抗阻运动或主动用力时,诱发患侧肢体相应部位的肌张力增高或出现运动反应。联合反应是肌张力改变引起的一种不随意的姿势反应,而且痉挛程度越高,联合反应就越强,越持久,随着痉挛的减弱,联合反应也逐渐减弱。联合反应基本上按照一种固定的模式出现。

(1)上肢(对称性)联合反应:健侧肩关节抗阻力外展,患侧肩关节可出现外展动作或肌张力增高;健侧肘关节抗阻力屈曲(伸展),患侧肘关节可出现屈曲(伸展)动作或肌张力增高。

(2)下肢(对称性)联合反应:健侧下肢抗阻力外展(内收),患侧下肢可出现外展(内收)动作或肌张力升高。

(3)下肢(非对称性)联合反应:健侧下肢抗阻力屈曲(伸展),患侧下肢可出现伸展(屈曲)动作。

(4)同侧性联合反应:患侧上肢抗阻力屈曲(伸展),引发患侧下肢伸肌(屈肌)张力增高或伸展(屈曲)动作。

3.共同运动

共同运动是指偏瘫患者期望完成某项肢体活动时引发的一种肢体异常活动,表现为患侧肢体某一关节进行主动运动时,会引发相邻的关节,甚至同一肢体的所有关节,出现不可控制的运动并形成特有的活动模式。共同运动是脊髓水平的原始粗大运动,是脊髓中支配屈肌的神经元和支配伸肌的神经元之间的交互抑制关系失衡的结果,并因此导致分离运动消失,即不能随意、独立地进行单关节运动,代之以刻板的整体运动。偏瘫患者的共同运动模式包括屈肌共同运动模式和伸肌共同运动模式。

(1)上肢共同运动:上肢屈肌共同运动模式表现为肩胛骨上提、回缩,肩关节后伸、外展、外旋,肘关节屈曲,前臂旋后,腕屈曲、尺偏,指屈曲、内收;上肢伸肌共同运动模式表现为肩胛骨前伸,肩关节屈曲、内收、内旋,肘关节伸展,前臂旋前,腕指伸展。临床以上肢屈肌共同运动模式多见,在举起手臂或用手触摸口角时最易见到。

(2)下肢共同运动:下肢伸肌共同运动模式表现为髋关节伸展、内收、内旋,膝关节伸展,踝跖屈、内翻,趾跖屈、内收;下肢屈肌共同运动模式表现为髋关节屈曲、外展、外旋,膝关节屈曲,踝背屈、内翻(或外翻),趾伸展。临床上以下肢伸肌共同运动模式多见,在站立和行走时最易见到。

4.反射活动异常

反射的变化在脑卒中恢复过程中因不同阶段而不同。脑卒中早期,偏瘫侧肢体肌张力低下,反射消失;恢复中期,深反射由消失转为亢进,病理反射阳性,痉挛和共同运动出现并逐渐达到高峰,原始反射即张力性姿势反射出现(上位神经元损害导致被抑制的原始的低位中枢的各种反射被释放或重现),包括紧张性颈反射、紧张性迷路反射、联合反应等;而较高级水平的各种反射,如平衡反应、保护性伸展反应等常受到损害或消失。恢复后期,痉挛逐渐减轻或消失,运动模式逐渐失去共同运动的控制，出现随意的、有选择性的分离运动。几种重要的姿势反射如下。

(1)对称性紧张性颈反射：是由颈部屈伸使颈部关节和肌肉受到牵拉所引起的本体感受反射。当颈部伸展时，上肢伸肌和下肢屈肌张力增高；当颈部屈曲时，下肢伸肌和上肢屈肌张力增高。

(2)非对称性紧张性颈反射：由颈部旋转使颈部关节和肌肉的本体感受器受到刺激而引起。当头向一侧旋转时，面向一侧肢体伸肌张力增高，而另一侧肢体屈肌张力增高。

(3)紧张性迷路反射：由头在空间的位置改变而触发的反射。其感受器为迷路的耳石器官，中枢在脑干。当仰卧位时上、下肢伸肌张力增高，俯卧位时上、下肢屈肌张力增高。

(4)紧张性腰反射：如上半身向右旋转时，表现为右上肢屈肌、右下肢伸肌、左上肢伸肌、左下肢屈肌张力增高。

(二)感觉功能障碍

脑卒中患者病变的性质、部位和范围不同，可伴有不同程度的感觉障碍，临床上以偏身感觉障碍最常见。包括浅感觉的痛觉、温觉、触觉，深感觉的关节位置觉、运动觉、振动觉，复合感觉的皮肤定位觉、两点辨别觉、实体觉、图形觉等感觉障碍，特殊感觉障碍最常见的是偏盲。

(三)认知功能障碍

认知是大脑皮层复杂高级功能的反映。当脑血管病变累及大脑皮层相应的功能区时，患者将出现不同程度和类型的认知功能障碍。脑卒中患者认知功能障碍的发生率较高，也是脑卒中患者日常生活活动能力下降，使工作和家庭生活严重受限的主要因素之一。脑卒中后认知功能障碍主要有注意障碍、记忆障碍、思维障碍、失用症、失认症等。严重的认知功能障碍表现为痴呆。

(四)言语功能障碍

脑卒中病变累及优势半球颞叶、顶叶、枕叶皮质区语言中枢时，患者出现失语症，主要表现为听、说、读、写的功能障碍。若引起与言语产生有关的肌肉麻痹、肌力减弱和运动不协调，患者会出现构音障碍。

(五)心理障碍

脑卒中后，由于肢体运动障碍、认知障碍、言语障碍等症状的持久困扰，不少患者会出现心理问题，最常见的是抑郁症，有时伴有焦虑。

(六)吞咽障碍

脑卒中后急性期近半数患者伴有吞咽障碍，主要表现为流口水、进食呛咳，易导致患者营养不良，还可因伴随误咽而发生吸入性肺炎、窒息等危及生命。临床工作中应重视其评定和处理。

脑卒中的各种功能障碍，均可导致患者日常生活活动能力和功能独立性不同程度地下降，不同程度的限制社会交往、社区活动及休闲活动的参与及职业能力，严重影响其生活质量。

(七)继发障碍

部分脑卒中患者会出现肩部问题、废用综合征或误用综合征等一系列继发障碍，更加重肢体运动功能障碍，应注意在发病早期即采取康复措施，预防其发生，对已发生的继发障碍则应积极治疗。

1.肩部问题

在弛缓性瘫痪期，肩周围肌肉、韧带和关节囊的张力降低，固定作用减弱或丧失，加上患肢本身重力的作用，如果忽略了对肩关节的保护，很容易发生肩关节半脱位。脑卒中恢复期的患者可因患肢长时间不活动、患肢处不良体位（过度掌屈位）、患肢输液或颈交感神经受刺激等导致肩手综合征。

2.废用综合征

脑卒中偏瘫患者因瘫痪长期卧床或肢体长期制动，未行积极康复治疗及局部环境因素等，常可出现失用性肌无力和肌萎缩、关节挛缩、失用性骨质疏松等。

3.误用综合征

误用综合征是不正确的治疗所造成的人为的综合征。主要有韧带、肌腱、肌肉等损伤，骨关节变形，痉挛状态加重，痉挛步态习惯化等。常在没有进行康复治疗或康复治疗不当的情况下发生。

三、康复评定

康复评定是脑卒中康复的重要内容，它是确定康复目标和制订康复治疗方案的依据，且有利于康复疗效和预后的预测。原则上早期就应该进行评定，之后还应定期评定。

（一）运动功能评定

脑卒中运动功能评定包括肌力、关节活动、肌张力、痉挛、步态、平衡功能等。常用的方法有Brunnstrom运动功能恢复6级分期、Fugl-Meyer运动功能评定法、改良Ashworth分级法评定标准等，它们各有侧重，可根据临床需要选用。常用的主要的评定方法如下。

（1）Brunnstrom运动功能恢复评定：Brunnstrom根据对大量偏瘫患者运动功能恢复的详细观察，注意到偏瘫的恢复几乎是一个定型的连续过程，提出了著名的偏瘫恢复六阶段理论，并以此理论为基础设计了Brunnstrom 6级分期评定法。

（2）Fugl-Meyer运动功能评定法：Fugl-Meyer运动功能评定法是将上肢和下肢运动功能、平衡能力、关节活动度、关节运动的疼痛、感觉功能（轻触觉、本体感觉）5项与偏瘫后身体运动功能恢复有密切关系的内容综合进行定量评定的方法，也是脑卒中运动功能评定的常用定量方法之一。

（3）痉挛评定：脑卒中所致的痉挛性偏瘫由上运动神经元损伤所致，痉挛可造成严重的运动功能障碍，临床广泛应用的评定标准为改良Ashworth分级法。评定时一般采用仰卧位，根据关节被动运动时所感受的阻力来进行分级。

（4）平衡功能评定：最常用的方法有三级平衡评定法、Berg平衡评定量表评定和平衡仪测试法。

（5）步态分析：脑卒中偏瘫患者常见股四头肌痉挛导致膝关节屈曲困难，小腿三头肌痉挛导致足下垂，胫后肌痉挛导致足内翻。多数患者支撑期出现膝过伸、骨盆后缩、支撑期缩短。摆动期骨盆抬高、髋关节外展外旋、踝跖屈、足内翻，使患侧下肢过度伸长，而形成划圈步态，摆动期延长。常用评定方法有目测观察法、足印法、步态分析仪评定法等。

（二）感觉功能评定

脑卒中患者感觉功能评定包括浅感觉、深感觉和复合感觉。如病变累及内囊、大脑枕叶等部位，可导致偏盲，应采用视野刺激及视野计等对偏盲进行评定。

（三）认知功能评定

脑卒中患者常伴认知功能障碍，包括注意力障碍、记忆力障碍、思维障碍、失认症、失用症等。

（四）言语功能评定和吞咽功能评定

脑卒中患者易发生言语和吞咽功能障碍。

（五）心理功能评定

常用的评定方法有汉密尔顿抑郁评定量表和汉密尔顿焦虑评定量表等。

（六）日常生活活动能力评定和生活质量评定

日常生活活动能力评定常用 Barthel 指数和功能独立性评定（functional independence measure，FIM）量表进行评定。生活质量评定常用的量表有健康状况知识拓展查问卷（short form 36 health survey，SF-36），生活质量问卷（quality of life in epilepsy，QOLI）及脑卒中专用生活质量量表（stroke specific quality of life scale，SS-QOL）等。

四、康复治疗

脑卒中后出现的各种功能障碍会严重影响卒中患者的生活能力、生存状态、社会参与能力及生活质量，尽早提供多学科综合知识拓展和康复治疗能加速患者的康复进程，减轻或改善患者的障碍程度，提高生存质量，降低疾病负担。

（一）康复目标

脑卒中患者的康复目标是采取一切有效的措施，预防脑卒中后可能发生的并发症（肩关节脱位、肩手综合征、压疮、坠积性肺炎等）和继发性障碍（肌肉萎缩、骨质疏松、关节挛缩等），改善或提高受损的功能（运动、感觉、言语、认知和心理等），提高患者的日常生活活动能力和适应社会生活的能力，全面提高患者病后的生存质量。

（二）康复治疗原则

1.早期康复介入（选择合适的早期康复时机）

大量临床康复实践表明，早期实施康复治疗能改善脑卒中患者受损的功能，最大限度减轻残疾的程度，提高其生活质量。早期介入是在脑卒中发生后生命体征稳定、病情不再发展 48 h 后，患者有一定警觉，对疼痛等不适有反应，能清楚地交流时，开始康复治疗。脑出血患者一般在发病后 1～2 周，病情稳定后开始康复治疗。

2.康复评定贯穿于脑卒中治疗全过程

康复评定是制订康复治疗计划、衡量康复治疗效果和明确功能预后的依据，康复治疗前、中、后都要进行评定。

3.综合性康复治疗

脑卒中后的功能障碍是多方面的，并且相互影响和制约，如患者不能独立穿衣，可能与肌肉痉挛、坐位平衡受限、关节活动受限、认知障碍等有关，且脑卒中患者常多种功能障碍并存。康复治疗应采取综合措施，包括物理治疗、作业治疗、言语治疗、认知及心理治疗、传统康复和康复工程等实施全面康复治疗，并贯穿于脑卒中康复全过程。

4.循序渐进

神经功能的恢复是渐进性的，且有发展的自然规律，治疗需循序渐进，同时根据患者具体情况，治疗时间、难易度、运动量也应循序渐进。

5.主动参与

康复训练要求患者主动参与治疗的各个环节，家属积极配合，并与日常生活和健康教育相结合。

6.康复治疗与临床治疗同步并进

脑卒中的特点是障碍与疾病共存，故康复治疗与临床治疗（常规的药物治疗和必要的手术治疗）同步进行。

（三）运动功能障碍的康复治疗

偏瘫是脑卒中后运动功能障碍的主要表现，为上运动神经元受损所致的中枢性瘫痪。偏瘫表现为肌张力增高，甚至痉挛，肌群间协调紊乱，出现异常的反射和运动模式异常。康复治疗重点是抑制痉挛和异常运动模式，促进分离运动恢复。

1.急性期的康复治疗

此期特点为肌张力低下、腱反射减弱或消失、肢体无主动活动到肌张力开始恢复，并有弱的屈肌与伸肌共同运动。康复治疗在神经内科常规治疗的基础上，患者病情稳定 48 h 后开始。

急性期的康复治疗目标：预防可能出现的并发症（压疮、肢体肿胀、深静脉血栓形成、肩关节半脱位、肩手综合征、坠积性肺炎等）；增加患侧各种感觉刺激，使患者体会正确的运动感觉并使肌张力逐渐提高、尽早引导出肢体主动运动；预防和减轻痉挛模式。达到独立完成各种床上的早期训练后，独立地完成仰卧位到床边坐位转换，并完成坐位 1 级平衡。

急性期的康复治疗内容包括体位摆放、偏瘫肢体被动活动、软瘫肢体强化治疗、床上活动、物理因子治疗、传统康复治疗等。

（1）体位摆放：为预防和对抗痉挛模式，预防肩关节半脱位和肢体挛缩，促进肢体功能恢复，需采取使患者肢体置于良好姿势的体位（良姿位）。此治疗应自发病后的第一天开始。患者进入恢复期后，也应注意体位摆放，具体有患侧卧位、健侧卧位、仰卧位等。

1）患侧卧位：患侧在下、健侧在上的侧卧位，是最有利于病情恢复的体位。该体位有利于患肢整体伸展，可控制痉挛发生，既可增加患侧的感觉刺激，又不影响健侧的正常使用。头部自然舒适，置于软枕上，上颈段轻度屈曲，躯干轻度后旋，用枕头稳固支撑后背，患侧肩前伸、肘伸直、前臂旋后、腕背伸、手掌向上、手指伸展。患侧下肢髋关节伸展、膝关节微屈。健侧上肢自然放置体侧，健侧髋、膝屈曲，下方垫长软枕，踝背屈 90°。

2）健侧卧位：健侧在下、患侧在上的侧卧位，是患者最舒适的体位。该体位有利于患侧的血液循环，能减轻患侧肢体的痉挛，预防患肢浮肿，并便于康复操作。头置于软枕上，躯干前后方各置一软枕，保持躯干与床面成直角。患侧上肢用软枕垫起，肩前屈约 100°，掌心向下。患侧下肢用软枕垫起，保持屈髋屈膝，足亦在软枕上。健侧肢体在床上取舒适的姿势，可微屈髋、膝。

3）仰卧位：头置软枕上，躯干平展。患侧肩胛下方至上肢下方垫长软枕，肩关节稍外展、伸肘、伸腕、伸指、掌心向上，患侧臀部至大腿外侧放长软枕，膝下放软枕使其轻度屈髋屈膝，软瘫阶段足底可放支持物维持踝背屈 90°。

各种卧位进入痉挛期后足底避免接触任何支撑物，以防引发阳性支撑反射，加重足下垂。仰卧位受紧张性颈反射和迷路反射的影响，易强化患者上肢屈肌和下肢伸肌的痉挛模式，患者进入 BrunnstromⅡ期后应减少仰卧位体位，以侧卧位为主，并适时进行体位转换。

(2)偏瘫肢体被动运动：对患侧肢体多以被动运动为主，训练时患者取舒适体位，治疗者手法要轻柔、缓慢，在无痛范围内进行，由近端大关节到远端小关节依次进行。一般每日 2～3 次，每次每个关节活动 5～10 遍，直至患肢主动运动恢复。同时嘱患者头转向患侧，通过视觉反馈和治疗师言语刺激，有助于患者主动参与。

(3)软瘫肢体强化治疗：为促进肌张力增高和肌肉的主动收缩，防止肌肉萎缩，可采用以下方法。应用 Bobath 技术的加压和负重、放置和保持、压迫性牵伸的治疗技术；Brunnstrom 主要是利用共同运动、联合反应、姿势反射等治疗技术；Rood 技术的多感觉刺激疗法等。

(4)床上活动：床上活动是偏瘫康复治疗的主要内容之一，应尽早进行，是使患者从被动运动过渡到主动运动的康复训练。

1)上肢被动运动：患者双手交叉握，患手拇指置于健手拇指之上，掌心相对(Bobath 握手)。利用健侧上肢带动患侧上肢肩前屈 90°、伸肘、伸腕；在健侧上肢帮助下，练习肩前屈、上举过头顶再还原运动；肩前屈位屈肘和伸肘活动；肩前屈位伸肘左、右水平摆动运动。此项训练可防止肩胛骨回缩、下降，缓解肩痛，维持肩关节活动度及抑制痉挛。

2)翻身训练：翻身包括被动、辅助和主动翻身。每 2 h 1 次的被动翻身用于发病初期肢体无法活动时，目的是预防压疮，并可促进全身反应和肢体活动。辅助和主动翻身则多从自理角度考虑，目的是尽量减少辅助量，直至能主动翻身。

3)桥式运动：仰卧位屈髋屈膝抬臀运动。桥式运动可防止躯干和下肢共同运动模式形成，促进分离运动产生，以利于后期的步行训练。桥式运动包括双侧桥式运动，单侧桥式运动和动态桥式运动。①双侧桥式运动，患者仰卧位，上肢放体侧或双上肢 Bobath 握手伸肘伸腕、肩前屈 90°，双下肢屈髋屈膝，足平踏于床面，让患者伸髋将臀部抬离床面，下肢保持稳定，持续 5～10 s。必要时，治疗师一手放患膝上，协助患者向前向下拉和压膝关节，另一手放臀下辅助患者抬臀离开床面。②单侧桥式运动，当患者完成双侧桥式运动后，让患者伸展健侧腿或将健侧腿置患膝上，患侧下肢支撑将臀部抬离床面。③动态桥式运动，在做双侧桥式运动时，双髋做内收内旋和外展外旋运动。

(5)物理因子治疗：常用的有中频电疗法、功能性电刺激、肌电生物反馈、局部空气压力治疗，这些治疗可使瘫痪肢体肌肉通过被动引发的收缩与放松逐步改善其张力。

(6)传统康复治疗：常采用的方法有按摩和针刺治疗等。

2.恢复早期的康复治疗

此期特点为肌张力增高并进入典型的痉挛状态、腱反射亢进、随意诱发联合反应和共同运动。因此，当患者病情稳定，神经症状不再进展，可以耐受床边 90°坐位维持 30 min 时，即可转入本阶段治疗。

恢复期的康复治疗目标：预防常见的并发症；降低患侧肌痉挛程度，抑制异常的运动模式，易化正确的运动模式，促进分离运动尽早出现；加强患侧肢体主动运动并与日常生活活动相结合，同时进行运动功能障碍伴随的认知障碍、言语障碍、吞咽障碍等的康复治疗。达到完成床上生活自理，独立完成坐站转换，恢复站立3级平衡，患足负重达3/4体重，并完成下肢屈肌训练，为中后期的进一步康复治疗奠定基础。

恢复期的康复治疗除继续急性期的各项治疗外，还有抑制痉挛、卧位运动、卧坐转移、坐位训练、坐站转移、站立训练、物理因子治疗、传统康复治疗、作业治疗等。

(1)抑制痉挛：脑卒中恢复早期偏瘫侧肌张力开始增高，并逐步进入典型的痉挛状态，共同运动达到高峰，因此，应及时降低肌张力，抑制痉挛。

1)抑制躯干痉挛：常用方法有躯干旋转；患侧躯干肌的持续牵伸(屈膝、髋内旋，治疗师一手压患膝的同时一手作用于肩，使患侧躯干得到缓慢和持续的牵拉)；主动仰卧位向俯卧位翻身训练和桥式运动等。

2)抑制上肢屈肌痉挛：常用的方法有抗痉挛肢位摆放；关节活动度训练(同时给予持续缓慢的肌肉牵拉)；主动或被动进行肩胛骨前伸运动；患手部位冰疗；分指板将手维持在腕背伸、手指张开的位置；前臂伸肌的功能性电刺激或肌电生物反馈等均有助于缓解患侧上肢屈肌的张力。

3)抑制下肢伸肌痉挛：常用的方法有保持患侧下肢髋关节内收内旋屈曲、膝关节屈曲、踝关节90°背屈位(必要时可用软枕、沙袋或踝足矫形器维持以上姿势)；牵张腘绳肌；跟腱持续牵伸等。

4)神经生理和神经发育疗法的应用：如Rood技术的持续牵拉、持续挤压等抑制手法；Bobath技术的控制关键点、肢体负重及关节挤压等手法；PNF技术的对角线螺旋式运动等手法；Brunnstrom技术的各种姿势反射的利用等。

(2)卧位运动：早期床上卧位运动是脑卒中康复的重要内容之一，应尽早进行患者从被动运动过渡到主动运动的康复训练。

1)翻身训练：方法同急性期，应争取尽早主动翻身。

2)患侧上肢训练：脑卒中偏瘫患者上肢康复训练的目的在于促进运动，恢复功能性活动。具体训练方法同急性期，只是患侧上肢主动参与的程度逐渐增大。

3)患侧下肢训练：脑卒中偏瘫患者下肢康复训练的目的在于早期防止异常步态出现，恢复功能性活动。其具体方法包括以下几种。①屈髋屈膝训练：治疗师一手扶持患膝，另一手握持足跟部，用前臂托住患侧足底同步屈曲髋关节和膝关节；或治疗师一手托住患足，患者屈膝并将患肢放到床下，在伸髋状态下由治疗师协助患者将足抬至床面，并反复练习。②伸髋位屈膝、背屈踝训练：患肢屈膝垂于床边，伸髋，治疗师托住患足使其处于背屈位，并向头侧运动(即屈膝)，协助患者在伸髋状态下继续屈膝和背屈踝。③背屈踝训练：患肢屈髋屈膝，治疗师一手在踝关节前方向下向后用力推压，另一手将足前部提起，促使处于踝背屈位。④下肢运动控制训练：双下肢屈曲，足平踏于床面，先固定健肢活动患肢，再固定患肢活动健肢。也可练习不同屈膝位的主动伸膝运动、主动屈膝运动和踝背屈运动。

4)桥式运动：为髋关节伸展的控制训练。双桥运动的方法是屈双膝，双足撑于床面，治疗师一手压住患膝，另一手可刺激臀部，促进患侧髋关节伸展。当患者能独立完成后，可进行单桥运动。

5)床上移动训练:患者在双桥运动时,向左(右)移动臀部,待臀部放置床面后,分别移动肩、头部,最后调整全身姿势。开始训练时治疗师可站在患侧辅助,也可用健足伸到患足下方,用健足勾患足向右(左)方移动,再用健足和肩支起臀部,同时将下半身移向右(左)侧,再慢慢将头移向右(左)侧。

(3)卧坐转移:卧坐转移时要求在侧卧的基础上,逐步转为床边坐,开始练习时应在治疗师的帮助指导下完成。

(4)坐位训练:坐位训练有利于躯干的伸展,防止肺部感染,改善心肺功能,增加视觉信号输入,促进精神状态改善。要求从床上支撑坐位开始,逐渐至端坐位和床边坐位,时间逐渐延长和开始无支撑坐位训练。

1)保持正确的坐姿:床上坐位时,患者髋关节屈曲 90°,腘窝部垫薄枕,躯干伸直(可用软枕支撑背部),Bobath 握手、伸肘,将手和前臂放在胸前方桌上。椅坐位时,患者头、颈、躯干应保持左右对称,躯干伸直,髋、膝、踝关节保持 90°屈曲位,臀部坐在椅子后部,双臀均等负重,小腿与地面垂直。

2)坐位平衡训练:偏瘫患者不能坐稳主要是平衡能力下降所致。开始训练时应有治疗师在患侧给予辅助指导,逐渐减少支持到主动完成,并过渡到日常生活活动。训练方法是通过重心左、右、前、后转移进行坐位躯干运动控制能力训练。

3)偏瘫上肢训练:①患肢负重训练,患肢肩轻度外展,外旋,肘伸展,手指伸展支撑于体侧,将重心逐渐移向患侧,维持数秒后恢复原位。②健肢带动患肢运动,患肢运动控制训练,要求患者按指令移动上肢,停止在某一空间位置并保持。③患肢独立运动训练,令患者进行肘屈伸、肩前屈上举及屈肘触头顶、触摸自己头部指定部位、手置腰后部等练习,必要时给予辅助。另外,还有腕指关节训练,腕关节的屈伸、桡尺偏及手的抓握与松开训练。

4)偏瘫下肢训练:双膝屈曲,双足平放地面,做踝背伸练习;屈髋抬起患肢并尽量保持踝背屈;屈髋抬起患肢做膝屈伸练习等。

(5)坐站转移:患者获得良好坐位平衡后,即进行坐位到站立训练。

(6)站立训练:偏瘫患者站立训练常先扶持站立或平行杠内站立,逐渐减少支撑直至能独立站立,再进行站立平衡训练。

1)站立位姿势:患者头保持中立位,面向正前方,躯干直立,双肩、双髋保持水平,髋膝伸展,双足分开 5~10 cm,平均负重。

2)患侧下肢负重:健侧下肢屈髋屈膝,足离地面或放在低台上,患侧下肢伸直负重,髋膝部从有支持逐步过渡到无支持。

3)健肢支撑患肢活动:健肢站立,抬起患肢,分别进行屈髋、屈膝、踝中立上抬,屈髋、伸膝、踝背屈等训练。

4)站立平衡训练:站立位平衡训练初期要进行静态站立训练,令患者双足平行,双下肢均等负重,治疗师可在患侧保护。静态站立稳定后,即可辅助指导患者分别做前、后、左、右方向的重心移动,幅度由小到大,并要求保持稳定,直至达到 3 级平衡。患者也可做 Bobath 握手,伸肘肩关节前屈 90°,向左右方向旋转躯干,同时保持平衡。也可利用平衡板、平衡仪等进行平衡训练。

(7)物理因子治疗:常应用功能电刺激、肌电生物反馈和低中频电刺激等,针对患侧上肢伸肌，改善伸肘、伸腕、伸指功能；针对患侧下肢屈肌，改善屈膝和踝背屈功能。

(8)传统康复治疗：常应用针刺和按摩等方法，部位选择患侧上肢伸肌和下肢屈肌，以改善其相应的功能。

(9)作业治疗：根据患者机体整体状况和功能状况选择适合其个体的作业活动进行训练。

1)日常生活活动：包括基本的日常生活活动(如更衣、进食、个人卫生、转移、如厕等)和应用性日常生活活动(如做家务、使用交通工具、认知与交流等)。

2)运动性功能活动：通过相应的功能活动增加患者的肌力、耐力、平衡和协调能力、关节活动度。

3)辅助器具的使用：为提高患者功能活动能力，充分利用和发挥已有的功能可选择配备适宜的辅助器具。

3.恢复中后期的康复治疗

此期的特点是通过前期的康复训练，痉挛逐渐降低或趋于正常，由共同运动转向分离运动。坐位、立位平衡反应恢复正常；独立完成坐站转移；可维持单腿站立，重心转移良好；具有骨盆和下肢的运动控制能力。因此，运动功能训练重点应放在正常运动模式和运动控制能力的恢复上。

恢复中后期的康复治疗目标：加强协调性和选择性随意运动，并结合日常生活活动进行上肢和下肢实用功能强化训练，提高患肢分离运动控制能力和精细运动能力，提高步行能力，争取生活自理和社会生活自理。达到恢复或接近正常步态，尽量争取患侧上肢功能恢复。同时注意脑卒中可能伴发的认知、言语等功能障碍的康复。

恢复中后期的康复治疗内容：除继续恢复早期的康复治疗外，重点加强上肢和手的训练、步行训练、作业治疗、辅助器具的应用。

(1)上肢和手的训练：上肢和手是人体进行功能活动必需的功能结构，尽管健侧在一定程度上可起到代偿作用，但患侧上肢和手功能缺失或屈曲挛缩仍对患者日常生活有相当大的影响。因此，应重视患侧上肢和手的康复训练。

1)前臂旋前和旋后训练：坐于桌前，前臂和手平放在治疗桌上，手握圆棒，拇指向上，前臂分别进行旋前和旋后活动，使木棒头部尽力触及桌面，亦可用前臂旋转器练习。

2)肘关节屈伸训练：坐位，患肘支托在前方桌上，保持肩前屈，用手触摸自己的口、对侧肩、耳等；双手叉握高举过头，放在头顶→头后方→头顶→胸前→向前伸出；患肢外展，屈肘手触摸口，再伸展。

3)背伸腕关节训练：坐位，上肢伸直患手放身旁或身后，指伸展，侧后方负重；两肘立于桌面，两手扪腮，腕背伸离开，再扪腮；两上肢前伸，与治疗师两手相对，相互抵住做上下左右活动。亦可用腕关节屈伸训练器练习。

4)拇指功能训练：主要进行拇指的外展、背屈、对捏和与其余四指对指训练，训练应与日常生活活动相结合。

5)手指精细活动训练：通过手的作业活动，提高患手抓握和放松及双手相互配合，拇指与其余四指的对捏活动。

(2)步行训练：偏瘫患者行走时髋关节、膝关节和踝关节往往缺乏良好的选择性屈伸运动，平衡能力不够充分，患侧下肢负重能力不足，不仅步行能力差，而且造成步态异常。因此，步行训练不仅需要最大限度地帮助患者提高步行能力，而且应注意矫治异常步态。

1)步行分解训练：常用训练内容及方法有单腿负重、髋膝伸展位背屈踝关节、髋伸展位屈膝关节、伸髋屈膝位背屈踝关节、屈髋伸膝位踝背屈、靠墙伸髋踏步、侧方迈步、原地迈步等。练习时治疗师对各动作予以矫正。

2)骨盆旋转训练：治疗师位于患者身后，双手置于患者的骨盆处，在患者步行的同时，辅助旋转骨盆。

3)肩胛带旋转训练：先在立位下，指导患者双手交替摆动，做触碰对侧大腿活动。步行时，指导患者双手交替摆动，触碰向前迈出的下肢大腿。

4)扶持行走：治疗师站患侧，一手握患手，掌心向前，另一手从患侧腋下穿出置于胸前，手背靠近胸前处，与患者一起缓慢步行，训练要按正常步行动作行走。

5)平行杠内行走：平行杠结构稳固，扶手高低和平行杠的宽窄可调整，能给患者安全感。在平行杠内行走时，治疗师立在患侧给予辅助指导和矫正关节屈伸不充分或过度屈伸；踝背屈不充分可戴踝足矫形器；足内翻可在平行杠内加足内翻矫正板。

6)室内行走：患者能较平稳地进行双侧下肢交替运动时，即可进行室内行走训练。必要时可加用手杖，增加行走时的稳定性。

7)户外行走及活动：在患者体力和患侧下肢运动控制能力较好的情况下，即可到户外活动，由治疗师陪同逐渐过渡到自行活动。

8)上下阶梯训练：正确的方法是上台阶健侧腿先上，下台阶患侧腿先下。一般先训练两足一阶法，能力改善后再训练一足一阶法。训练时治疗师站患者后方或侧方，给予指导和保护，并注意调整患肢髋膝关节屈伸的不足。

9)减重步行训练：是指通过器械悬吊的方式，将患者身体的重量部分向上吊起，使患者步行时下肢的负担减轻，以帮助患者进行步行训练。此训练配合活动平板进行训练效果更好，主要用于体能较低、肌力相对低下患者的早期训练。

(3)作业治疗：此期是对患者进行作业治疗的重要阶段，其目的在于恢复患者的日常生活活动能力，尽可能恢复患者工作、劳动能力和娱乐活动能力。其训练内容包括日常生活活动能力训练、工作和生产性活动能力训练及娱乐性活动能力训练。训练应从简到繁，从易到难，使患者掌握技巧。不能独立完成者可用辅助器具。

(4)辅助器具的应用：目的是发挥患侧残存的功能，使用代偿技术，如助行器和轮椅的使用训练、矫形器的使用训练、自助具的使用训练等，以配合健侧完成日常生活活动，尽可能克服瘫痪的影响，争取最大限度的生活自理，使患者重返家庭和社会。

4.后遗症期的康复治疗

后遗症期是指脑卒中导致的功能障碍经各种治疗后其受损的功能无明显改善的期间，一般在发病 1 年以后。其主要原因有脑损害严重、未及时进行早期规范的康复治疗，治疗方法或功能训练指导不合理而产生误用综合征，危险因素控制不理想致原发病加重或再发等。主要表现为患侧上肢和手功能障碍、失语、构音障碍、偏瘫步态、患足下垂行走困难、血管性痴呆等。

后遗症期的康复目标：继续训练和利用残存功能，防止功能退化；适时使用必要的辅助器具补偿患肢功能，充分发挥健肢代偿作用，并尽可能改善患者周围环境条件以适应残疾，争取最大限度的生活自理，同时进行职业康复训练，使患者尽可能回归社会。

后遗症期的康复治疗：本期治疗应加强已有的功能训练，即代偿性功能训练，以适应日常生活的需要，同时注意防止异常肌张力和挛缩进一步加重。鼓励患者充分使用患肢，避免失用综合征和其他并发症的发生。强化家庭及社区环境的适应训练，鼓励和帮助患者下床活动及进行适当的户外活动，可利用社区健身器材进行肢体功能训练，防止功能退化。注意多与患者交流和进行必要的心理疏导，激发患者主动参与的意识。同时加强饮食营养和健康教育，预防复发。

（四）感觉功能障碍的康复治疗

偏瘫患者在运动障碍同时多伴有感觉功能障碍，如感觉丧失、迟钝、过敏等，均会严重影响运动功能。因此，感觉训练应与运动训练同步进行。感觉的恢复和重建是一个缓慢的过程，需要长期反复训练，感觉训练的重点是手部感觉训练。

（五）认知功能障碍的康复治疗

脑卒中后因病损部位不同，部分患者会发生认知功能障碍。认知功能障碍可有多种临床表现，要根据其评定和表现有针对性地进行治疗。其主要的康复训练包括注意力训练、记忆力训练、思维训练、失用症训练、失认症训练等。

（六）言语功能障碍的康复治疗

脑卒中后言语障碍多发生在优势半球，主要表现有失语症和构音障碍。康复治疗主要是通过训练使患者运用和提高残存的言语功能，补充多种其他交流途径，改善实际交流能力。

（七）吞咽障碍的康复治疗

脑卒中引起的吞咽障碍多发生在进食过程中的口腔期和咽喉期，主要由咀嚼肌和咽喉部肌麻痹所致，属神经源性吞咽障碍。康复治疗主要有口、颜面功能训练，选食与进食训练等。

（八）心理障碍的康复治疗

脑卒中后的心理障碍主要表现为抑郁症，与左额叶和左基底节部位病损、抑郁病史及社交能力障碍等有关。其治疗方法主要有支持性心理治疗、药物治疗等。

（九）日常生活活动训练

脑卒中偏瘫患者由于一侧肢体功能障碍，日常生活活动困难，所以，应在功能训练的基础上对其进行日常生活活动能力训练，从而提高其生活质量。大量的临床实践表明，日常生活活动训练是偏瘫患者康复训练的重要内容，早期开展效果更好。训练重点内容包括自理活动和功能性移动活动。

五、功能结局

脑卒中的康复结局与脑损害类型、大小、部位、临床治疗和康复治疗开始的时机、方法、持续的时间等有关，此外，还受患者的康复愿望和主动参与积极性、年龄、全身状况、并发症等因素影响。康复治疗临床实践证实，一般在 2 周内，多于 3～10 天开始康复治疗者其疗效最好。此外，康复治疗越规范、系统，疗程越充足，患者主动积极参与性越高，并发症预防和治疗得越好，其康复结局就越好。

运动功能的恢复绝大多数患者发生在病后 1～3 个月，3～6 个月仍恢复较快，某些患者的恢复可持续 1～2 年。瘫痪恢复的次序一般是先下肢后上肢，先近端后远端。拇指功能恢复最慢。感觉功能发病后几周恢复较快。

日常生活活动能力的恢复大多数发生在前 3～6 个月，晚期恢复极少。

经适当的康复治疗，绝大多数失语症患者可以在数周内恢复一定的口语表达功能。构音障碍患者经康复治疗，口语表达可以有很大改善。

六、健康教育

脑卒中的健康教育针对易患人群和已患病者分别进行脑卒中危险因素和诱发因素的知识普及宣传和教育，旨在提高广大民众在日常生活中对脑卒中的预防保健意识，减少其发生率和复发率。

（1）对没有发生过脑卒中但存在脑卒中危险因素的人群，要普及可干预的危险因素的预防知识，提倡健康的生活方式，包括戒烟、适量运动、控制体重、降低胆固醇、低盐低脂饮食、少饮酒及减少其他相关危险因素。

（2）对脑卒中危险人群（如高血压、糖尿病、动脉硬化性血管病和心脏病患者）进行诊断、治疗和监控，降低脑卒中的风险。

（3）积极帮助和指导易患人群消除脑卒中的诱发因素，如情绪激动、过度劳累、用力过猛等，同时要保持心理平衡、心态乐观。

（4）对脑卒中患者进行早期规范的康复治疗，可以减轻功能障碍的程度。脑卒中康复治疗的实质是“学习、训练、再学习、再训练”的过程，只有患者正确理解并主动积极投入，配合治疗师，规范地、系统地进行康复治疗和训练，才能取得良好的康复效果。同时，应使患者认识到，脑神经功能的康复是一个过程，不是一朝一夕就能完成的，要克服悲观或焦虑情绪。

第二节　颅脑损伤患者的康复

一、概述

颅脑损伤（traumatic brain injury，TBI）是头颅部特别是脑组织受到外界暴力作用所造成的脑部损伤，常伴有身体其他部位的损伤。

颅脑损伤分为头皮损伤、颅骨骨折和脑损伤，这 3 种情况可单独发生，也可同时发生。其中脑损伤患者可导致意识障碍、认知功能障碍，以及运动、感觉、言语等功能障碍。本节主要论述脑损伤的康复。

颅脑损伤常见的原因有交通事故、工伤事故、意外坠落、运动损伤、建筑物倒塌、失足跌倒、火器伤等，偶见难产及手术引起的婴儿颅脑损伤。

颅脑损伤是一种发病率高、死亡率高、致残率高的损伤，且有伤情复杂、病情急骤多变、遗留多种功能障碍及多发生于青壮年的特点，严重危害人类生命健康。随着临床医疗水平的提高，大多数患者能存活下来，但会遗留不同程度的功能障碍，针对这些功能障碍，尽早介入康复治疗，最大限度地恢复患者的身心和社会功能，一直以来都是临床康复的重点工作内容。

颅脑损伤的康复是指利用各种康复手段，对患者身体、心理和职业上的功能障碍进行训练，使其消除或减轻功能缺陷，最大限度地恢复患者正常或较正常的生活，恢复患者的劳动能力并参与社会活动。

(一)临床分类

1.按外伤后脑组织是否与外界相通分类

(1)开放性脑损伤：多为锐器或火器直接造成，头皮、颅骨和硬脑膜同时破裂，脑组织与外界相通，有脑脊液漏。

(2)闭合性脑损伤：多为头部接触较钝物体或间接暴力所致，头皮、颅骨和硬脑膜至少有一项保持完整，脑组织不与外界相通，无脑脊液漏。

2.按病理类型分类

(1)原发性脑损伤：是暴力作用于头部时直接造成的脑损伤，如脑震荡、脑挫裂伤、原发性脑干损伤等，伤后立即出现相应的临床症状与体征。

(2)继发性脑损伤：指在受伤一定时间后，在原发性损伤的基础上出现的病变，主要有脑水肿、颅内血肿、颅内压增高、脑疝等，其症状体征在伤后逐步出现或加重。

3.按血肿部位分类

(1)硬膜外血肿：血肿位于颅骨与硬脑膜之间。

(2)硬膜下血肿：血肿位于硬脑膜下腔。

(3)脑内血肿：血肿位于脑挫裂伤附近或裂口中，也可在脑白质深部。

(二)临床表现

颅脑损伤的表现虽呈多样性与多变性，但受伤后常见症状与体征仍有一定的共性，具体表现有以下几个方面。

1.意识障碍

绝大多数脑损伤患者有不同程度的即刻出现的意识丧失，可表现为嗜睡、昏睡、浅昏迷和深昏迷等。意识障碍程度与脑损伤程度一致，如昏迷时间长、程度深提示重型脑损伤；昏迷时间短、程度浅则为轻型脑损伤。意识障碍还提示脑损伤的病理类型，如伤后立即昏迷，多为原发性脑损伤所致；清醒后又昏迷，多为继发性脑损伤(如脑水肿、血肿等)所致。

2.头痛、呕吐

头皮损伤及颅骨骨折可有伤处局部疼痛。颅内高压时，头痛常呈持续性胀痛，可伴有频繁的、喷射状的呕吐。

3.生命体征的改变

体温、呼吸、脉搏、血压的变化可以反映脑损伤的程度和部位。如颅内血肿形成时，常出现呼吸深慢、脉压增大、心率减慢、血压升高；脑挫裂伤时脉搏和呼吸加快；枕骨大孔疝早期即可出现呼吸节律紊乱，甚至呼吸骤停；脑干、下丘脑损伤常有中枢性高热。

4.眼部征象

眼部症状与体征对伤情判断和预后估计有重要意义。如一侧瞳孔先缩小，继而散大，光反射迟钝或消失，而另一侧瞳孔正常，提示小脑幕切迹疝；双侧瞳孔均散大，光反射消失，提示濒危状态；颅内高压时常伴有视神经盘水肿或视神经萎缩。

5.神经系统局灶症状与体征

根据损伤部位不同可出现单肢瘫、偏瘫或四肢瘫，感觉障碍、失语等。如一侧大脑半球损伤时，可出现对侧上肢或上下肢的中枢性瘫痪，伴感觉障碍；内囊损伤可出现对侧偏瘫，偏盲与偏身感觉障碍的“三偏”综合征。

6.脑疝

颅内高压进一步发展导致颅内各腔室间压力不均，高压部分脑组织向解剖间隙移位，引起脑疝，最常见的有小脑幕切迹疝和枕骨大孔疝等。一旦出现脑疝，若不及时抢救，很快导致死亡。

（三）常见的主要脑损伤类型

脑损伤除了前述的共性表现外，不同类型的脑损伤可有各自的临床表现特点，分述如下。

1.脑震荡

脑震荡主要表现为伤后立即出现短暂的意识障碍，常为数秒或数分钟，一般不超过30 min。清醒后多数患者对受伤当时情况及受伤经过无记忆，但对受伤前的事能清楚地回忆。神经系统检查无阳性体征，脑脊液检查无红细胞，CT 检查颅内无异常。

2.脑挫裂伤

脑挫裂伤主要为大脑皮质的损伤，是脑挫伤和脑裂伤的统称，二者多同时存在，临床上常难以区别。好发于额叶与颞叶，往往合并硬膜下血肿或外伤性蛛网膜下腔出血，可有继发性脑水肿和颅内压增高。其临床表现主要有意识障碍、与损伤部位相关的局灶症状和体征（如运动障碍、失语等）、颅内压增高的症状和体征（头痛、呕吐、视神经盘水肿等）及生命体征的改变等。CT 检查可了解损伤部位、范围、脑水肿程度及中线结构移位情况。

3.弥漫性轴索损伤

弥漫性轴索损伤是一种脑实质的弥漫性损伤，多为车祸导致头部加速运动，造成脑白质广泛性轴索损伤。病变可分布于大脑半球、胼胝体、小脑或脑干。其主要表现为伤后立即昏迷，而且昏迷程度深、持续时间长，CT 或 MRI 检查显示弥漫性脑肿胀，两侧大脑半球白质内、胼胝体、脑干等处可见多发性点、片状出血灶。不仅死亡率高，而且是导致脑外伤后植物生存状态和严重脑神经功能障碍的重要原因。

4.原发性脑干损伤

原发性脑干损伤常与其他部位的脑损伤同时存在，主要病理表现是脑干表面挫裂伤和脑干内点、片状出血。MRI 检查可了解损伤的部位和范围。其主要表现为伤后立即昏迷，且程度深，时间长，瞳孔大小不等，缩小或大小多变，对光反射迟钝或消失；出现双侧病理反射，肌张力增高，中枢性瘫痪，去大脑强直等；延髓损伤时则出现呼吸、循环功能障碍，严重者导致死亡。

原发性脑干损伤与继发性脑干损伤的区别是前者症状和体征在损伤当时即出现，且不伴有颅内压增高的表现，常与弥漫性脑损伤并存。

5.颅内血肿

颅腔内出血并在某一部位积聚形成占位性病变称为颅内血肿，是颅脑损伤后常见和重要的继发性病变之一。血肿达到一定程度,可压迫脑组织,引起颅内压增高和相应的局灶性症状。若不及时处理,最终会导致脑疝形成而危及生命。根据血肿来源和部位,颅内血肿分为以下几种。

(1)硬膜外血肿:多见于颅盖部,血液积聚在颅骨内板与硬脑膜之间。若原发性脑损伤较轻,血肿形成不太迅速,原发性昏迷与继发性昏迷之间有一段意识清醒(或好转)期,称为中间清醒期。如原发性脑损伤重且血肿形成迅速,则无中间清醒期。视血肿大小可有瞳孔异常、锥体束征及生命体征的改变。CT 检查可明确血肿部位、出血量、脑室受压及中线移位情况等。

(2)硬膜下血肿:血肿位于硬脑膜下腔,由于常合并脑挫裂伤及继发性脑水肿,故病情多较重。其表现为意识障碍、颅内高压及脑挫裂伤等。CT 检查有助于明确诊断。

(3)脑内血肿:血肿位于脑挫裂伤灶附近或损伤灶裂口中,也可位于脑白质深部。其主要表现是进行性意识障碍加重及局灶性症状和体征。CT 检查有助于明确诊断。

(4)脑室内出血:外伤性脑室内出血多见于脑室邻近的脑实质出血破入脑室,出血量大者可形成血肿。病情常较复杂严重,除原发性脑损伤、脑水肿及颅内其他血肿表现外,脑室内血肿可堵塞脑脊液循环导致脑积水,引起急性颅内压增高,加重意识障碍。确切的诊断有赖于 CT 检查。

(5)迟发性外伤性颅内血肿:是指颅脑损伤后首次 CT 检查无血肿,而在以后的 CT 检查中发现了血肿或在原无血肿的部位发现了新的血肿。其临床表现为伤后经历了一段病情稳定期后,出现了进行性意识障碍加重等颅内压增高的表现。确诊需进行多次 CT 检查的对比。

(四)临床治疗

脑外伤临床治疗原则是在密切观察病情的基础上,根据损伤程度及性质进行处理。早期治疗的重点是及时处理继发性脑损伤,着重于脑疝的预防和早期发现,特别是颅内血肿的发现和处理。对原发性脑损伤的处理主要是对已发生的昏迷、高热等护理和对症处理,预防并发症。有手术指征者则及时手术,以尽早解除脑组织受压。其治疗措施如下。

1.病情观察

重点观察患者的意识、瞳孔、生命体征、神经系统体征。必要时进行头颅 CT 或 MRI 检查、颅内压监测、脑电图、脑诱发电位检查等。

2.脑水肿的治疗

主要是进行脱水治疗。

3.手术治疗

手术主要针对颅内血肿或重度脑挫裂伤合并脑水肿引起的颅内压增高和脑疝,其次为颅内血肿引起的局灶性脑损害。

4.对症治疗及并发症的处理

对高热、躁动、蛛网膜下腔出血、上消化道出血等予以相应处理,同时注意加强护理等。

二、功能障碍

由于颅脑损伤部位的多发性及损伤的复杂性,障碍不仅是单纯的肢体运动障碍,更涉及中枢高级功能障碍,主要表现在以下几个方面。

(一)意识障碍

颅脑损伤患者大多数在受伤早期存在意识障碍,伤情不同,意识障碍的程度可不等,可表现为嗜睡、昏睡、浅昏迷或深昏迷,甚至呈持续性植物状态。

(二)认知障碍

认知障碍是脑损伤导致大脑为解决问题而摄取、储存、重整和处理信息的基本功能出现的异常表现,主要有注意障碍、记忆障碍、思维障碍、失认症、失用症等。

(三)情绪情感障碍

情绪情感是人对于客观事物是否符合个人的需要而产生的一种反应,无论何种伤病,当一个人察觉到自己失去健康时,必然产生某种痛苦或不适的情绪。颅脑损伤患者大多数表现为焦虑或抑郁,少数严重的患者会出现行为障碍,如发作性失控、负性行为障碍、额叶攻击行为等。

(四)运动功能障碍

颅脑损伤后所致的运动功能障碍与脑卒中后的运动功能障碍相似,但由于颅脑损伤原发性脑损伤的复杂性、多样性,其临床表现比脑卒中后运动障碍要复杂,其表现有痉挛、瘫痪(偏瘫、三肢瘫、四肢瘫)、平衡障碍、协调障碍等运动障碍。

(五)感觉障碍

脑组织损伤部位不同,感觉障碍表现各有特点。依据脑损伤部位的不同,感觉障碍可分为脑干型感觉障碍、丘脑型感觉障碍、内囊型感觉障碍、皮质型感觉障碍等。

(六)言语障碍

颅脑损伤患者常见的言语障碍是失语症和构音障碍。失语症是大脑语言中枢直接损伤造成的语言能力丧失或受损。颅脑损伤后言语障碍主要表现为命名障碍和言语错乱。构音障碍属于痉挛性构音障碍。

(七)其他功能障碍

1.吞咽功能障碍

颅脑损伤后可出现神经性吞咽障碍。

2.脑神经损伤

颅脑损伤部位不同有时可伴有面神经、前庭蜗神经、动眼神经、滑车神经、展神经、视神经等损伤。

3.迟发性癫痫

颅脑损伤后约有50%的患者在伤后半年到1年内有癫痫发作的可能。

4.日常生活活动能力障碍

颅脑损伤患者由于运动、认知等功能障碍,日常生活活动能力下降。

三、康复评定

颅脑损伤存活者中40%常有不同程度的神经功能障碍,如意识、认知、运动、言语等原发性功能障碍。脑外伤患者多数病情重、卧床时间长,如未及时进行康复治疗常会造成不同程度的继发性功能障碍,如关节挛缩、肌肉萎缩、肩手综合征、足下垂等。在对颅脑损伤患者进行康复治疗前,必须对各种功能障碍进行评定。

颅脑损伤严重程度主要依据昏迷的程度和持续时间、创伤后遗忘(post traumatic amnesia，PTA)持续时间来确定，临床常用的有格拉斯哥昏迷量表等。

格拉斯哥昏迷量表(Glasgow comascale，GCS)是脑损伤中最常用的评定量表(见表 3-1)。国际上普遍采用 GCS 来判断急性损伤期患者的意识情况。该量表通过检查脑损伤者的睁眼反应、言语反应和运动反应 3 项指标，分别计分。3 项指标分数相加，作为判断伤情的依据，对预后也有估测意义。该量表的优点是简单、客观、定量。

GCS 最高计分 15 分为正常，最低计分 3 分；8 分及以下属昏迷，9 分及以上不属昏迷；得分越低，昏迷越深，伤情越重。

根据 GCS 计分及昏迷时间长短可将颅脑损伤分为以下 3 种。

(1)轻度：GCS 13～15 分，伤后昏迷时间在 20 min 以内。

(2)中度：GCS 9～12 分，伤后昏迷时间为 20 min 至 6 h。

(3)重度：GCS 8 分及以下，伤后昏迷时间在 6 h 以上。

表 3-1　格拉斯哥昏迷量表(GCS)

项目	状　态	评分	实得分
睁眼反应	自发性的睁眼反应	4	
	声音刺激有睁眼反应	3	
	疼痛刺激有睁眼反应	2	
	任何刺激均无睁眼反应	1	
运动反应	可按指令动作	6	
	能确定疼痛部位	5	
	对疼痛刺激有肢体退缩反应	4	
	疼痛刺激时肢体过屈(去大脑皮质)	3	
	疼痛刺激时肢体过伸(去大脑皮质)	2	
	疼痛刺激时无反应	1	
言语反应	对人物、时间、地点等定向问题清楚	5	
	对话混淆不清，不能准确回答有关人物、时间、地点等定向问题	4	
	言语不流利，但可分辨字意	3	
	言语模糊不清，对字意难以分辨	2	
	任何刺激均无语言反应	1	
总分			

(二)认知功能障碍评定

认知功能障碍不仅在颅脑损伤患者中相当常见，而且往往影响其他功能障碍的康复治疗效果，因此进行认知障碍的评定有特别重要的意义。认知障碍的评定主要涉及认知功能障碍严重程度分级、认知障碍的成套测验和注意、记忆、思维、失认症、失用症、痴呆等的评定。

1.认知功能障碍严重程度的分级

可采用 Rancho Los Amigos(RLA)医院的认知功能分级标准评定表(见表 3-2)评定。

表 3-2 Rancho Los Amigos 医院的认知功能分级标准

分级	特 点	认知与行为表现
Ⅰ级	没有反应	患者处于深昏迷,对任何刺激完全无反应
Ⅱ级	一般反应	患者对无特定方式的刺激呈现不协调和无目的的反应,与出现的刺激无关
Ⅲ级	局部反应	患者对特殊刺激有反应,但与刺激不协调,反应直接与刺激的类型有关,以不协调延迟方式(如闭着眼睛或握着手)执行简单命
Ⅳ级	烦躁反应	患者处于躁动状态,行为古怪,毫无目的,不能辨别人与物,不能配合治疗,词语常与环境不相干或不恰当,可以出现虚构症,无选择性注意,缺乏短期和长期的回忆
Ⅴ级	错乱反应	患者能对简单命令做出相当一致的反应,但随着命令复杂性增加或缺乏外在结构,反应呈无目的、随机或零碎性;对环境可表现出总体上的注意,但精力涣散,缺乏特殊注意能力,用词常常不恰当并且是闲谈,记忆严重障常显示出使用对象不当;可以完成以前常有结构性的学习任务,如借助帮助可以完成自理活动,在监护下可完成进食,但不能学习新信息
Ⅵ级	适当反应	患者表现出与目的有关的行为,但要依赖外界的传入与指导,遵从简单的指令,过去的记忆比现在的记忆更深更详细
Ⅶ级	自主反应	患者在医院和家中表现恰当,能自主地进行日常生活活动,很少差错,但比较机械,对活动回忆肤浅,能进行新的活动,但速度慢,借助结构能够启动社会或娱乐性活动,判断力仍有障碍
Ⅷ级	有目的反应	患者能够回忆并且整合过去和最近的事件,对环境有认识和反映,能进行新的学习,一旦学习活动展开,不需要监视,但仍未完全恢复到发病前的能力,如抽象思维,对应激的耐受性,对紧急或不寻常情况的判断等

2.认知障碍的成套测验

颅脑损伤患者常常需要评估多领域的认知功能,因此往往需要进行认知功能的成套测验。临床上较为普遍采用的是一些综合性的、较简易的方法,如神经行为认知状况测试(neurobehavioral cognitive status examination,NCSE)、洛文斯顿认知评定成套测验评定表(loewenstein occupational therapy cognitive assessment,LOTCA)等。

3.注意功能的评定

注意是指人们在某一段时间内集中于某种特殊内、外环境刺激而不被其他刺激分散的能力,是各种认知功能形成的基础。根据参与器官的不同,可以分为视觉注意与听觉注意。

4.记忆功能的评定

记忆是人们对过去经历过的事物的反应,是指以往感知过的事,思考过的问题,曾有过的情绪体验,学习过的动作行为等在大脑留下的一些印记,并且这些印记在一定条件下会在头脑中浮现出来。记忆分瞬时记忆、短时记忆和长时记忆。

5.思维的评定

思维是心理活动最复杂的形式,是认知过程的最高级阶段。思维的过程包括分析、综合、比较、抽象、概括等，表现于人类解决问题的过程中。评定可采用韦氏成人智力量表中的相似性测验和图片排列测验进行测试，也可用一些简易方法：从一系列的图形或数字中找出其变化的规律；将排列的字、词组成一个有意义的句子；说出某个词语的反义词；成语或谚语解释；假设的突发情况下如何应变，如赴约路上遇到塞车，不能按时到该怎么办。

6.严重认知障碍的评定

颅脑损伤后严重认知障碍（外伤性痴呆）是指记忆、注意、思维、言语等认知功能的严重衰退，从而影响患者的日常生活与社会交往。临床常用简易精神状态评定量表（mini-mentalstate exa mination，MMSE），具体内容见表 3-3。

表 3-3 中共 30 题，每题 1 分，回答错误为 0 分。总分标准：文盲≥17 分，小学文化程度≥20 分，中学文化程度及以上≥24 分。在标准分以下者考虑存在认知功能障碍，需做进一步检查。

表 3-3　简易精神状态评定量表(MMSE)

定向力（10 分）	1.现在是（5 分）	星期几	1 分	
		几号	1 分	
		几月	1 分	
		什么季节	1 分	
		哪一年	1 分	
	2.我们现在在哪里（5 分）	省市	1 分	
		区或县	1 分	
		街道或乡	1 分	
		什么地方	1 分	
		第几层楼	1 分	
即刻记忆力（3 分）	3.现在我要说三种东西，在我说完后，请你重复说一遍，请你记住这三样东西，因为几分钟后要再问你（3 分）	皮球	1 分	
		国旗	1 分	
		树木	1 分	
注意力和计算力（5 分）	4.请您算一算 100－7＝？连续减 5 次。（若错了，但下一个答案正确，只记一次错误，5 分）	93	1 分	
		86	1 分	
		79	1 分	
		72	1 分	
		65	1 分	
回忆能力（3 分）	5.请你说出我刚才告诉你让你记住的那些东西（3 分）	皮球	1 分	
		国旗	1 分	
		树木	1 分	

（续表）

语言能力（9分）	6.命名能力（2分）	出示手表，问这是什么东西	1分	
		出示钢笔，问这是什么东西	1分	
	7.复述能力（1分）	我现在说一句话，请跟我清楚的重复一遍（四十四只石狮子）	1分	
	8.阅读能力（1分）	（闭上你的眼睛）请你念念这句话，并按上面意思去做	1分	
	9.三步命令，我给您一张纸请您按我说的去做，现在开始（3分）	用右手拿着这张纸	1分	
		用两只手将它对折起来	1分	
		放在您的左腿上	1分	
	10.书写能力（1分）	要求受试者自己写一句完整的句子（句子必须有主语、动词，有意义）	1分	
	11.结构能力（1分）	（出示图案）请你照上面图案画下来	1分	
评估总分				
注：总分30分，分数值与受教育程度有关，文盲≤17分，小学程度≤20分，中学或以上程度≤24分，为有认知功能缺陷，以上为正常；13～23分为轻度痴呆，5～12分为中度痴呆，<5分为重度痴呆				

7.失认症的评定

失认症是指在没有感觉障碍、智力减退、意识不清、注意力不集中的情况下，患者不能通过感觉器官正确认识身体部位和熟悉物体的一种临床症状。失认证包括视觉、听觉、触觉和身体部位的认识能力缺失。

8.失用症的评定

失用症是指在无运动、感觉障碍时，不能按指令完成以前能完成的行为动作。常见的失用类型有结构性失用、运动性失用、穿衣失用、意念性失用、意念运动性失用等。

（三）情绪障碍评定

颅脑损伤患者的焦虑，可用汉密尔顿焦虑量表（Hamilton anxiety scale，HAMA）进行评定；抑郁可用汉密尔顿抑郁量表（Hamilton depression scale，HAMD）进行评定。

（四）行为障碍评定

颅脑损伤患者行为障碍的评定，主要依据临床症状。

1.常见的行为障碍

（1）正性：攻击、冲动、脱抑制、幼稚、反社会性、持续动作。

（2）负性：丧失自知力、无积极性、自动性、迟缓。

（3）症状性：抑郁、类妄想狂、强迫观念、循环性情绪（躁狂-抑郁气质）、情绪不稳定、癔症。

2.几种典型行为障碍的临床表现

（1）发作性失控：发作性失控常见于额叶损伤患者，临床表现为无诱因、无预谋、无计划的突然发作，直接作用于身边的人或物，如打砸家具、冲人怒吼、打伤他人等发狂行为，发作时间短暂，过后有自责感。

(2)负性行为：负性行为障碍常见于额叶和脑干部位受损患者，临床表现为精神萎靡、感情淡漠、缺乏主动性、嗜睡、不愿活动，即使是最简单、最常规的日常生活活动完成起来也很困难。

(3)额叶攻击行为：额叶攻击行为又称脱抑制攻击行为，因额叶受损引起，临床常见为对细小的诱因挫折产生过度强烈的反应，表现为间歇性激惹。

(五)运动障碍评定

颅脑损伤可致痉挛、偏瘫、平衡和协调障碍等，其评定与脑卒中所致运动障碍评定相似。

(六)日常生活活动能力评定

颅脑损伤患者日常生活活动能力评定可用Barthel指数评定；颅脑损伤有认知障碍者，宜选用功能独立性评定量表。

(七)其他功能障碍评定

部分颅脑损伤患者还可能涉及吞咽障碍、感觉功能障碍、脑神经损伤、迟发性癫痫等，也需要评定。

四、康复治疗

(一)康复原则

1.早期介入

有利于提高康复治疗效果，应从急性期就介入。

2.全面康复

颅脑损伤所引起的功能障碍是多方面的，因此要兼顾多种障碍，综合应用物理治疗、作业治疗、言语治疗、心理治疗、传统康复治疗和药物治疗等方法。

3.循序渐进

在进行功能训练时，为使患者适应，训练时间应由短到长，训练难度由简单到复杂，运动量由小到大。

4.个体化

由于损伤部位及程度不同，患者年龄、体质、功能障碍等差异，治疗和训练应因人而异，采用个体化的治疗方案。

5.持之以恒

功能的恢复和提高是个漫长的过程，要持之以恒，坚持进行康复治疗。

(二)康复目标

颅脑损伤的康复目标是预防各种并发症，促进患者运动、感觉、认知、言语功能、生活自理能力、社会生活功能等恢复到可能达到的最大限度，促进其回归家庭、回归社会，提高生活质量。

(三)康复治疗方法

颅脑损伤的康复治疗可分为急性期康复、恢复期康复和后遗症期康复，每期康复治疗各有不同的目标与策略。

1.急性期康复

急性期采取综合性治疗措施，除药物治疗外，康复治疗也发挥重要作用，应早期介入。

（1）康复介入时间：颅脑损伤患者的生命体征稳定，颅内压持续 24 h 稳定在 2.7 kPa（20 mmHg）以内即可进行康复治疗。

（2）康复目标：维持生命体征平稳，促醒治疗，防治并发症，促进功能恢复。

（3）康复治疗：包括一般康复处理，综合促醒治疗，躁动不安的康复处理等。

1）一般康复处理：不仅有助于预防各种并发症的发生，也有助于促进功能障碍的恢复。①床上良肢位摆放。②保持呼吸道通畅，定时翻身，约 2 h 1 次，用空心掌在背部拍打（从肺底部向上拍打至肺尖部），以帮助患者排痰，并指导体位排痰引流。③关节被动活动，对肩、肘、腕、手、髋、膝、踝足各关节进行被动运动，每个关节 5～10 遍/次，3～4 次/日。④牵伸训练，牵伸易于缩短的肌肉和软组织，防止挛缩致关节畸形，必要时应用矫形器固定关节于功能位。⑤尽早活动，一旦生命体征稳定，神志清醒，应尽早帮助患者进行呼吸训练、床上活动、翻身、坐起、站位的练习。⑥对弛缓性瘫痪患者，可用低频脉冲电刺激，提高肌张力，改善肢体运动功能。

2）综合促醒治疗：严重的颅脑损伤会导致不同程度的昏迷，临床上除应用药物促进脑细胞代谢、改善脑的血液循环外，还可给予各种感觉刺激，以帮助患者苏醒，恢复意识。①听觉刺激，患者家属反复与患者谈及病前感兴趣和关心的人或事，也可定期播放患者病前较熟悉的音乐，通过患者面部表情和肢体变化，观察其对听觉刺激的反应。②视觉刺激，在患者头部上方放置五彩灯或播放色彩变换频繁的电视广告节目，利用彩光刺激视网膜和大脑皮质，每日 2 次，每次 1 h。③肢体运动和皮肤感觉刺激，由治疗师或家属对患者的四肢关节进行被动运动，每次 30 min，每 3 h 1 次。或进行肢体按摩，或用毛巾、毛刷等从肢体远端至近端进行皮肤刺激，以增加感觉输入。④穴位刺激，选择头针、体针进行穴位刺激，并连接电针仪加以电刺激。⑤高压氧治疗，在颅脑损伤患者的促醒和功能恢复方面有着重要作用，能增加脑组织的氧含量，促进脑功能的恢复，一般要常规应用，每日 1 次，每次 90 min，10 次一个疗程，可连续数个疗程。

3）躁动不安的康复处理：躁动不安是许多颅脑损伤患者表现出的一种神经行为综合征，它包括认识混乱、情感不稳定、运动与活动过度、身体或言语性攻击行为等。

患者躁动不安的原因很多，可由某些并发症引起，如电解质紊乱、疼痛、尿潴留、体位不适、脑水肿等；也可由某些不舒服状态所致，如亚急性感染、骨骼肌损伤；也可能是药物、嘈杂的环境、床褥不洁等所致。

躁动不安的处理方法有：解除躁动医疗诱因，减少或降低环境中的刺激因素；降低患者的认知混乱，定时安排专人同患者谈话、诊治、护理；允许患者情感宣泄，允许患者在病房内走动，允许有不适当的语言；避免患者自伤或伤害他人，要有专人看护；选择应用有助于控制或减轻症状的药物，如卡马西平、普萘洛尔等。

2.恢复期康复

经急性期临床治疗和康复治疗，生命体征稳定 1～2 周后，病情已稳定，即可开始恢复期康复治疗。

康复目标：最大限度地恢复运动、感觉、认知、言语等功能和生活自理能力，提高生存质量。

（1）认知障碍的康复治疗：颅脑损伤的认知障碍主要表现在注意障碍、记忆障碍、思维障碍、失认症、失用症等。

认知障碍可根据 RLA 分级标准，采用相应治疗策略。

早期（Ⅱ、Ⅲ）：对患者进行躯体感觉方面的刺激，提高觉醒能力，使其能认出环境中的人和物。

中期（Ⅳ、Ⅴ、Ⅵ）：减少患者的定向障碍和言语错乱，进行注意、记忆、思维的专项训练，训练其组织和学习能力。

后期（Ⅶ、Ⅷ）：增强患者在各种环境中的独立和适应能力，提高中期获得的各种功能的技巧，并应用于日常生活中。

1）注意障碍的康复训练：针对颅脑损伤所致的注意功能障碍所实施的训练技术。目的是改善注意力，促使患者回归家庭和社会。具体方法有猜测作业、删除作业、时间作业和顺序作业。

2）记忆障碍的康复训练：针对记忆障碍进行的，以提高记忆力或代偿记忆障碍为目的的训练技术，包括内部辅助策略、外部辅助策略和环境适应。

每次训练时间不宜过长，开始训练时记忆的内容要少，而信息呈现的时间要长，以后逐渐增加信息量；训练要从简单到复杂，可将整个练习分解为若干小节，分节进行训练，成功后再逐步联合；训练项目不宜过难，每次记忆正确时，应及时给予鼓励，使其增强信心。

3）思维障碍的康复训练：是针对思维障碍进行的，是以提高患者推理和解决问题的能力为目的的训练技术。

4）计算机在认知障碍康复训练中的应用：使用教育性、专门性训练的计算机软件对注意、记忆、思维等认知功能障碍进行训练，已被广泛应用。

5）失认症的康复训练：具体有单侧忽略训练方法、视觉失认训练方法、Gerstmann 综合征训练方法、触觉失认训练方法等。

6）失用症的康复训练：具体有结构性失用训练方法、运动性失用训练方法、意念性失用训练方法、意念运动性失用训练方法等。

（2）行为障碍的康复治疗：行为障碍的康复治疗目的在于消除患者不正常的、不为社会所接受的行为，促进其亲社会的行为。

3.后遗症期康复

颅脑损伤患者经过临床治疗和正规的急性期、恢复期的康复治疗后，各种功能已不同程度地改善，大多数可回到社区或家庭，但部分患者仍遗留不同程度的功能障碍，需要进入后遗症期康复。

（1）康复目标：使患者学会应对功能不全状况，学会用新的方法代偿功能不全，增强在各种环境中的独立和适应能力，促进回归社会。

（2）康复治疗：①加强日常生活活动能力的训练。强化患者自我料理生活能力的训练，逐步加强与外界社会的直接接触和帮助患者适应外界环境，争取早日回归社会。②矫形器和辅助器具的应用。对运动障碍者可使用矫形器和辅助器具提高日常生活能力，如足下垂内翻者可佩戴足托，帮助下肢行走非常困难的患者学会轮椅的操纵等。③继续维持或强化认知、言语等障碍的功能训练。利用家庭或社区环境尽可能开展力所能及的认知与言语训练，如读报纸、看电视、发声和语言的理解与表达训练等，防止功能退化。④复职前训练。颅脑损伤患者大多是青壮年，因此当患者运动、认知功能等基本恢复后，应对患者进行就业前的有关工作技能训练，以利重返工作岗位。⑤物理因子治疗与传统康复治疗也有很好的作用，可以有选择地应用。

五、功能结局

颅脑损伤的预后主要受伤情严重程度、脑损伤的性质与部位等影响，但也与患者受伤至接受治疗的时间、临床与康复治疗、患者的年龄与身体状况等因素有关。脑外伤的病情不同，临床与康复处理不同，其最终的结局可以完全不同。

颅脑损伤的结局评定除神经学表现外，更重要的是要考虑患者的生活自理能力，恢复其学习、工作能力等。临床常通过格拉斯哥结局量表和残疾分级量表评定做出判断。一般要求伤后1年通过随访根据患者的恢复情况按上述量表标准来进行评定。

六、健康教育

颅脑损伤是一种常见的损伤，常见原因是交通事故、工伤、运动意外等，应努力做好预防工作，加强安全生产、交通安全和运动安全的教育，增强全社会的防范意识，避免各种意外的发生。

颅脑损伤是一种严重的损伤，存活者可残留不同程度的身体的、精神的活动受限，需要接受进一步的康复治疗。要教育患者及家属知晓康复治疗早期介入的重要性，并尽早参与患者的康复计划，同时应对其康复的长期性和艰巨性有清醒的认识，支持和配合康复治疗，积极主动训练；还应教会家属在家中能应付复杂局面和掌握为患者提供帮助的技能。

第三节　帕金森病患者的康复

一、概述

帕金森病(Parkinson’s disease，PD)又称震颤麻痹，是中老年人最常见的黑质和黑质纹状体通路上的神经变性疾病，主要表现为动作缓慢，静止性震颤，肌强直和姿势步态异常等，1817年由英国医生詹姆士·帕金森首先描述而得名。

本病也可在儿童期或青春期发病，发病率随年龄增长逐渐增高，随着社会老龄化进程的加快，此病发病率逐年增高，每年的4月11日也被定为“世界帕金森病日”，帕金森病的致残率较高，国外报道发病1～5年后，致残率为25%；5～9年时达66%；10～14年时超过80%。因此帕金森病的康复治疗已成为康复领域的重要内容。

(一)病因

帕金森病的病因至今尚未明了，可能与年龄老化、遗传和环境因素有关。

位于中脑黑质细胞发生变性坏死后，多巴胺合成减少，抑制乙酰胆碱的功能降低，乙酰胆碱的兴奋作用相对增强，两者失衡导致震颤麻痹，而原因不明的多巴胺减少导致的震颤麻痹，在医学上称为原发性震颤麻痹，即帕金森病。

震颤麻痹还可继发于某些其他疾病，或一组既有帕金森病类似的临床表现，又有其他神经系统病变特征的神经系统变性疾患。前者包括脑血管病、脑外伤、颅内炎症、脑肿瘤，也可由毒物、药物引起，称为继发性帕金森病、帕金森综合征。后者则被称为帕金森叠加综合征。帕金森综合征患者的脑的病理改变是大脑、中脑黑质纹状体通路遭到已知病因的病变破坏，多巴胺神经元变性，多巴胺产生不足或不能传输多巴胺来维持正常神经功能所致。

(二)临床表现

帕金森病具有起病隐袭，发展缓慢，进行性加重的特点，主要表现有以下几种。

1.静止性震颤

震颤往往是发病最早期的表现，震颤仅于肢体静止和休息时出现，这是帕金森病震颤的最主要的特征。震颤频率是每秒钟4～7次，其有一定节律性，这个也是区别于其他疾病的一个重要特征，如舞蹈症、小脑疾患、甲状腺功能亢进等。

震颤在患者情绪激动或精神紧张时加剧，睡眠中可完全消失；初期可控制，随病情进展可发展成为持续性；通常从某一侧上肢远端开始，以拇指、食指及中指为主，表现为手指像在搓丸子或数钞票一样的运动；然后逐渐扩展到同侧下肢和对侧肢体，晚期可波及下颌、唇、舌和头部。

2.肌肉僵直

肌强直波及肢体和躯干的肌群，伸肌和屈肌同时受累，被动活动关节时有均匀一致的阻力感，像在来回折一根铅管一样，即所谓“铅管样”强直。如果患肢同时有震颤，则有断续的停顿感，就像两个咬合的齿轮转动时的感觉，被称为“齿轮样”强直。早期多自一侧肢体开始，初期感到某一肢体运动不灵活，有僵硬感，并逐渐加重，出现运动迟缓，甚至做一些日常生活的动作都有困难。肌肉僵直可引起疼痛，表现为肩颈部痛、头痛或腰痛，出现最多的症状是手臂或腿的酸痛。

3.运动迟缓

由于肌肉僵直，动作启动缓慢，转换困难，上臂肌肉和手指肌的强直，导致精细的动作完成困难，如解系鞋带、扣纽扣等动作缓慢，或者根本不能顺利完成。写字也变得困难，字行不整，笔迹弯曲，越写越小，称为“小写症”。面部肌肉运动减少，患者很少眨眼睛，双眼凝视，表情呆板，称为“面具脸”。

4.姿势步态异常

患者全身肌肉肌张力均增高，但静止时屈肌增高张力较伸肌明显，故病人出现特殊姿势：头前倾，躯干前屈，上臂内收，肘关节屈曲，腕略伸，指掌关节屈曲而指间关节伸展，拇指、小指对掌，髋及膝关节轻度弯曲。

步态异常表现为行走时起步困难，双足像粘在地上迈不开，称凝滞步态或冻结步态；一旦开步，身体前倾，步伐小且越走越快，拖步，不能及时停步和拐弯，患侧上肢的协同摆动减少或消失，即慌张步态；转身困难，表现为连续数个小碎步或原地踏步，头、躯干和下肢同一轴线一起旋转。

5.其他

因口、舌、腭及咽部肌肉的运动障碍，患者不能自然咽下唾液，导致大量流涎，在帕金森病的晚期，会出现吞咽困难；同时还伴有言语减少，低沉、音调平淡、节奏单调等言语障碍。可有自主神经功能紊乱现象，如唾液和皮脂腺分泌增多，油脂面，出现汗液分泌增多或减少，大、小便排泄困难和直立性低血压。有些帕金森病患者还会在身体的某些部位出现异常的温热或寒冷的感觉。少数患者可合并痴呆或抑郁等精神症状。

(三)诊断

具有帕金森病典型症状的患者诊断是不困难的。如果有静止性震颤、肌肉强直和运动迟缓、姿势步态异常中的任何两个症状,同时排除了其他帕金森综合征的临床症状,服用左旋多巴制剂后症状改善明显,在临床上可以诊断为帕金森病。

患者血、脑脊液常规检查无明显异常,病理检查可在脑组织的切片中找到路易小体,这是帕金森病的特异性病理改变;脑 CT 扫描或者核磁共振成像,可以排除其他一些能导致帕金森症状的疾病。

(四)临床治疗

目前提倡采用综合治疗,常用的有药物治疗、外科治疗和康复治疗等。

1.药物治疗

(1)左旋多巴及复方左旋多巴:主要发挥多巴胺的替代治疗效果,是目前治疗帕金森病最基本、最有效的药物,对震颤、强直和运动迟缓均有较好疗效。

(2)抗胆碱能药物:主要是控制震颤和强直的症状,常用药物有甲磺酸苯扎托品、苯海索、丙环定、环戊丙醇等。

(3)金刚烷胺:可促进多巴胺在突触前膜的合成和释放,阻止再摄取,并有抗胆碱能作用,以及可能的神经保护性作用。在早期轻度帕金森综合征病例的治疗中使用,多与其他药物联合使用。

(4)多巴胺受体激动剂:常用的有溴隐亭与培高利特,通过激活多巴胺受体 D_2 而起作用。

(5)单胺氧化酶抑制剂:司来吉兰能抑制与脑内多巴胺降解有关的酶,从而使左旋多巴的作用时间有所延长。

(6)其他:儿茶酚对甲基转移酶抑制剂能阻滞多巴胺的降解;普萘洛尔对某些病例中出现的动作性震颤或意向性震颤有用;可选择性作用于多巴胺能神经元的神经营养因子有助于帕金森病的防治。

2.外科治疗

苍白球毁损术、丘脑毁损术、脑起搏器深部脑刺激术等可用于药物治疗无效或无法耐受,出现异动症的患者。

3.康复治疗

由于帕金森病的致残率高,康复治疗在帕金森病的综合治疗中也越来越重要,早期康复能提高患者的身体功能和生活自理能力以及生活质量。

此外,细胞移植、基因治疗等还在研究摸索之中,为帕金森病的治疗提供了新思路。

二、功能障碍

(一)静止性震颤

早期震颤比较轻,晚期严重时可使动作的协调性受影响,影响日常生活。

(二)肌肉强直

肌肉强直限制了帕金森病患者的活动程度,在早期表现为明显的笨拙,患者心理上有残疾感；后期逐渐出现木僵，甚至植物状态，因此全身肌肉的僵硬成为主要的问题。

（三）运动障碍

运动障碍包括主动运动减少，动作缓慢，动作启动及躯干旋转及分节运动困难，执行连续性运动时发生困难，并且不能随意控制运动速度。

（四）姿势和步态异常

姿势和步态异常主要有特殊屈曲姿势；可出现拖曳步态、慌张步态，并随着步行的继续而逐渐加剧；随着病情的加重，行走障碍将进一步加重，颈和胸部的弯曲加重，步态更加不稳，容易跌倒和损伤，最终，患者会丧失行走能力。

（五）协调平衡功能障碍

协调平衡功能障碍表现为姿势不稳，易跌倒。主要原因为动作减少、重心转换困难及步态异常；丧失调正反应而出现姿势不稳；平衡反应障碍；屈肌强直导致的特殊姿势及姿势反射调节受损等，导致易跌倒。

（六）吞咽功能障碍

帕金森病患者口、舌、腭及咽部肌肉运动障碍，食物在口腔和喉部停留时间延长，进食速度减慢，唾液分泌功能紊乱而出现吞咽功能障碍；进食过快时会引起噎塞和呛咳，导致吸入性肺炎；药物左旋多巴可使吞咽困难加重。

（七）自主神经功能障碍

自主神经功能障碍可表现为唾液和皮脂腺分泌增多，油脂面，出现汗液分泌增多或减少，大、小便排泄困难和直立性低血压、心动过速等自主神经功能障碍的症状，影响日常生活能力及质量。直立性低血压也可导致患者易跌倒，严重者卧床不起。

（八）高级脑功能障碍

1.言语障碍

语速快，从句子的开始到句尾吐字逐渐加速，无任何停顿；音量低沉、语调衰减、单音调；音质变化表现为声音像气丝，发颤或高音调、嘶哑等；难以控制的模糊发音、吐字不清。

2.认知功能障碍

出现注意力缺乏；记忆力障碍、空间定向能力丧失；信息处理能力低下等。

3.神经心理障碍

神经心理障碍主要表现为丧失自信，无望感，因逐渐增加的残疾出现抑郁甚至自杀倾向。

（九）活动和参与受限

帕金森病的早期（临床分期的1～2级），仅表现为手足震颤，姿势的改变，并不影响患者的日常生活活动能力，临床分期3级以上的患者可以出现活动受限，有并发症者活动和参与受限明显，且易产生疲劳。

（十）继发性功能障碍

继发性功能障碍主要有肌肉萎缩、无力，关节僵硬及挛缩；骨质疏松；营养不良；压疮；下肢静脉回流不畅；心排血量减少及心动过速、直立性低血压；循环障碍；肺活量明显降低或运动时呼吸急促等。

三、康复评定

康复评定的目的主要是确定患者现有的各种功能障碍，阐明功能障碍的原因，制订相应的康复治疗目标及措施。

（一）单项评定

1.身体功能评定

（1）关节活动范围测量：由于肌肉强直僵硬，活动减少，关节及周围组织粘连、挛缩，导致关节活动受限，可使用普通量角器进行测量，分别测量主动关节活动度和被动关节活动度。

（2）肌力评定：通常采用徒手肌力检查法来评定肌肉的力量，如采用等速测试等动态的测试装置更能敏感地发现帕金森病患者的肌力减退。

（3）肌张力评定：大多采用改良 Ashworth 痉挛量表进行评定，帕金森病患者屈肌张力较伸肌张力更高。

（4）平衡能力评定：主要采用观察法及功能性评定法，临床上常用的平衡量表主要有 Berg 平衡量表。平衡功能评定有助于康复治疗和预防患者跌到。

（5）步行能力评定：常采用目测分析和定量分析法，可提示步态异常的性质和程度，为行走功能评定和矫治步态提供依据；帕金森病患者的步长、步幅、步速、耐力等多个参数均可表现异常。

2.吞咽功能评定

可进行反复唾液吞咽测试（repetitive saliva swallowing test，RSST）及饮水试验。

3.认知功能评定

可采用简明精神状态量表（mini-mental state examination，MMSE）筛查及 Rivermead 行为记忆能力测验（Rivermead behavioral memory test，RBMT）等进行评定。

4.日常生活活动能力评定

常用评定方法为改良的 Barthel 指数和功能独立性评定（function independent measurement，FIM），也可采用专为帕金森病设计的 Hoehn-Yahr 分期进行评定。Hoehn-Yahr 分期是从患者的病情、功能障碍和日常生活活动能力的角度设计的，障碍分期的评定方法共分为 5 级三期，该方法简单实用，但在功能障碍评估量化的方面尚有不足之处。

5.心理功能评定

（1）常用的智力测验量表：可采用韦氏智力量表（Wechsler intelligencescale）。

（2）情绪评定：常用的抑郁评定量表有汉密尔顿抑郁量表（HRSD）、抑郁自评量表（self-rating depression scale，SDS）；常用的焦虑评定量表有焦虑自评量表（self-rating anxiety Scale，SAS）、汉密尔顿焦虑量表（Hamilton anxiety scale，HAMA）等。

（二）综合评定

在对帕金森病患者单项功能评定的基础上可进行综合评定，常用的综合评定方法主要有以下两种。

1.统一帕金森病评定量表（unified Parkinson’s disease ratingscale，UPDRS）

该表由 Fahn 等人在 1987 年制定，现已广泛应用于临床评估中。其内容包括精神状态、日常生活能力、运动指数和治疗的并发症。其中精神状态、日常生活能力、运动指数每部分分为5级指数，即从0～4级，0是正常，4是严重；此量表常用于评估患者的病情进展。

2.Hoehn-Yahr分期（见表3-4）

表3-4 Hoehn-Yahr分期

<table>
<tr><th>分级</th><th>临床表现</th><th>分期</th><th>日常生活能力</th></tr>
<tr><td>Ⅰ级</td><td>仅一侧障碍、障碍不明显，相当于韦氏量表总评分0分</td><td rowspan="2">一期</td><td rowspan="2">日常生活不需帮助</td></tr>
<tr><td>Ⅱ级</td><td>两侧肢体或躯干障碍，但无平衡障碍，相当于韦氏量表总评分1～9分</td></tr>
<tr><td>Ⅲ级</td><td>出现姿势反射障碍的早期症状，姿势有些不稳，身体功能稍受限，相当于韦氏量表总评分10～19分</td><td rowspan="2">二期</td><td rowspan="2">日常生活需部分帮助</td></tr>
<tr><td>Ⅳ级</td><td>病情全面发展，功能障碍严重，但仍勉强不用辅助地站和走，相当于韦氏量表总评分20～28分</td></tr>
<tr><td>Ⅴ级</td><td>除非辅助，否则只能卧床或限于轮椅上活动，相当于韦氏量表总评分29～30分</td><td>三期</td><td>日常生活完全需要帮助</td></tr>
</table>

四、康复治疗

目前多采取综合性的治疗方法，康复治疗不能改变疾病本身的进程结局，但可延缓病情发展，减轻功能障碍的程度，预防和减少畸形及并发症的发生；改善患者的心理状况；维持或提高日常生活活动能力；延长寿命，提高生命质量。

（一）帕金森病的康复目标

1.康复治疗的短期目标

促进关节在最大范围内运动的功能，预防痉挛和纠正不正常姿势，预防或减轻失用性肌萎缩和无力，改善运动和姿势控制，增强平衡反应和安全意识，改善步态，维持或增加肺活量以及说话能力，教会患者和家属能量节约及工作简化技术，维持或增强患者独立能力，帮助患者调整心理状态，重新认识生活方式的改变。

2.康复治疗的长期目标

延缓病情进展，预防和减少继发性功能障碍，教会患者代偿策略，发挥患者最大功能，维持其最大限度地独立能力，帮助患者和家属调整心理状态，从而提高生活质量。

（二）帕金森病的运动疗法

1.运动治疗的原则

（1）抑制不正常的运动模式，学会正常的运动模式，在训练中应通过大量重复简单的正常动作来让患者学会正常的运动方式。

（2）充分利用帕金森病患者自身的良好的视听反馈来帮助运动训练。

（3）让患者积极主动地参与治疗，在治疗中应善于调动患者的积极性。

（4）避免劳累：帕金森病患者易发生劳累，而且一旦发生很难恢复。

(5)避免抗阻运动:抗阻运动易引起肌紧张并且消失缓慢,会导致帕金森病患者出现不愉快的感受,不利于调动患者的积极性。

2.帕金森病的运动治疗目的

(1)改善震颤、肌强直、运动徐缓和姿势与平衡障碍等运动功能障碍。

(2)预防继发性功能障碍,如肌萎缩、骨质疏松、心肺功能下降、驼背、周围循环障碍、压疮、直立性低血压等。

3.训练内容及方法

(1)松弛训练:松弛训练的主要目的是缓解强直,是帕金森病患者开展运动疗法的前提。

1)头、下肢反向运动:仰卧双膝屈曲,双手自然交叉放置于上腹部,头缓慢左转,双下肢同时右转,复原位;头向右转,双下肢左转,交替进行。

2)腰部旋转运动:仰卧,双膝屈曲,双手自然交叉放置于上腹部,上半身缓慢左转,双下肢保持不动,复原位;上半身右转,双下肢仍保持不动,交替进行。此活动也可在坐位下进行。如患者刚开始时自己不能活动,也可在侧卧位下进行,家属可站在患者背侧,一手扶患者肩部,另一手扶髋部,双手分别向前后相反方向推拉。注意,仍以患者自主用力为主,患者不能有被牵拉的感觉。

3)肩、胸部前伸、后退运动:右侧卧位,左侧肩部和胸部同时向前活动,复原位,接着同时向后活动,复原位;然后改左侧卧位,右侧肩部和胸部活动如左侧。

(2)关节活动范围训练:被动和主动训练脊柱和四肢各个关节和各个方向上的全关节活动范围,可以维持和改善帕金森病的全身各关节的活动度,防止关节和周围组织粘连或挛缩,保持运动功能。针对屈肌张力较高的特点,关节活动范围训练多强调伸展训练,如俯卧位伸髋,双肘支撑过渡到双手支撑;立位上肢平举推墙或墙角或沿墙壁尽量摸高以促进躯干伸展;利用体操棒(立位或坐位上举体操棒尽量向后伸展)或体操球(立位或坐位下双手抱球过头)完成躯干伸展训练。

(3)肌力训练:帕金森病患者近心端肌群早期就可受累,远心端肌群则常在晚期受累。早期应重点训练胸肌、腹肌、腰背肌及股四头肌等近心端肌群,可徒手或利用器械,如拉力器、哑铃划船器等进行相关肌群的肌力训练。还可在常规肌力训练的基础上采用渐进抗阻的训练方法,以提高肌力、动作灵活性及步行功能。

(4)口面部肌群的训练:如主动有意识地做皱眉、鼓腮、噘嘴、露齿、吹哨、睁眼、闭眼、抬眉等口面部动作,辅以大声讲话、朗读或唱歌,每一个音尽量发准确,加上呼吸训练可有效改善"面具脸"和语言功能。

(5)呼吸训练:在后期,帕金森病患者多有呼吸功能障碍,是导致患者死亡的主要原因。鼓励患者尽量做深而缓慢的呼吸,增大胸廓扩张度,增加肺活量;同时训练膈肌及肋间肌等呼吸肌,以增强呼吸功能。

(6)平衡训练:通过平衡训练可加强患者的本体感觉,增强躯干和下肢的力量,增加身体灵活性和协调性,有效地预防跌倒,提高患者日常生活活动能力。可双足分开与肩同宽,向左右、前后移动重心,并保持平衡。躯干和骨盆左右旋转,并使上肢随之进行大的摆动,对平衡姿势、缓解肌张力有较好的作用。

(7)协调性训练:帕金森病患者双上肢之间、双下肢之间及双上肢与双下肢之间的交互运动困难,使患者难于同时做两个或两个以上运动,可做以下训练得以改善。

1)手足的往复或交互运动:训练时医生与患者相对而坐,让患者模仿医生做手足的交互运动,如果不能完成,可以先做双上肢和双下肢的交互活动,然后上肢和下肢同时活动。这种运动也可改善患者的步行功能,增加步行的稳定性。

2)同时伸腿和击掌:患者取坐位,模仿医生的动作,伸一侧下肢时,双上肢在另一侧的头外侧击掌,然后换另一侧,有助于患者克服同时做两个动作的困难。

3)上、下肢的反向运动:即双上肢向左运动,同时双下肢向右运动,两侧交替进行,可以同时训练上、下肢的往复和交替运动,以及重心的转移。

4)上肢翻转交叉再复原:训练患者旋前和旋后的动作。这些动作对患者进行梳洗、用餐等日常生活十分重要。首先右手旋前、左手旋后持棒,然后翻转成左手旋前、右手旋后持棒,如此反复进行。

(8)姿势训练:包括姿势矫正性训练和姿势稳定性训练,姿势矫正性训练主要是矫正身体屈曲姿势,多可使用身体伸展训练,保持身体直立。姿势稳定性训练旨在诱发正确的姿势反应,建立和改善平衡能力。

(9)步行训练:帕金森病患者的步态障碍轻者表现为拖步,走路抬不起脚,同时上肢不摆臂,没有协同动作;严重者表现为小碎步前冲,转弯、过门槛困难。步行训练的关键是要抬高脚尖和跨步要大。

1)步行锻炼时,要求两眼向前看,身体要站直,两上肢的协调摆动和下肢起步要合拍,足尖要尽量抬高,先足跟着地再足尖着地,跨步要尽量慢而大,两脚分开,两上肢在行走时做前后摆动。

2)要注意重心转移训练:包括左右足之间的重心转移和前后重心转移训练。

3)转弯训练和跨越障碍物训练:转弯时要有较大的弧度,避免一只脚与另一只脚交叉;在前方设置5～7.5 cm高的障碍物,让患者跨障碍物行走可控制患者的步幅和宽度,避免小碎步。

4)采用视觉和听觉刺激:如按音乐节拍或口令加快启动速度和改变步行速度;在地板上设置行走路线标记、转弯标记和足印标记等避免患者的冻结步和转弯困难。

在步行锻炼时最好有其他人在场,随时提醒和纠正异常的姿势。增强步行功能还可进行上下坡和上、下台阶练习。有报道称,减重步行训练也可用于帕金森病的康复治疗,通过悬吊和保护装置可辅助身体直立,易于在治疗师的指导下完成步行周期的全套动作练习,提高步行能力。神经肌肉促进技术也可明显地提高步行功能,改善步态。

(10)其他运动疗法:包括瑜伽、太极拳、医疗体操等,可有效改善患者的肌强直,提高肌力,缓解动作困难、姿势异常及改善平衡协调功能,也可改善患者的心肺功能和心理状态。

(三)日常生活活动能力训练

1.早期训练

尽可能通过调整维持其粗大和精细协调活动、肌力、身体姿势和心理状态,实现日常活动自理,保留自己的习惯、兴趣和爱好,与家人、社会正常交往。日常生活活动能力的重点训练包括以下内容。

(1)穿脱衣服:要鼓励患者自己完成穿衣、系鞋带、扣纽扣、拉拉链等日常活动。当疾病影响患者的穿衣习惯和能力时,患者应选择轻而宽松、易伸缩等易于穿脱的衣服和鞋子;治疗中要指导患者选择安全、省力、舒适的体位(一般为坐位),使用一定技巧完成穿脱衣服。

(2)进食:患者进食困难,但只要能完成,应鼓励其自己进食。注意调整食物的类型,选择易于咀嚼、吞咽的温热食品,少量多次进食;教授患者适应性技术,以减少震颤的影响;餐具适当调整,要易于操作,配合必要的辅助器具;与言语治疗师合作,帮助减轻患者的吞咽困难。

(3)移动和转移。

1)座椅转移:选择最适合患者身体放松、进食、伏案的高度的座椅。牢固、适当高度的椅背可以支撑头部,鼓励患者头部向后靠住椅背;座椅有支撑前臂、方便撑起的扶手,也可将椅子后方提高,使之有一定倾斜度,便于患者起立。坐下时患者背对椅子,大腿后部触及座椅前缘,双手支撑身体向后坐下;站起时将臀部移至座椅前沿,身体前倾,屈膝将足伸到椅的下方,两足稍分开,双肩在双膝的正上方,其中一足后移,膝屈曲向前双手支撑扶手站起。

2)床上转移:床垫硬度要适中,高度要适当,睡衣要轻便不影响活动。主要训练内容包括床上翻身、从卧位转移到坐位、坐位转卧位等。

(4)个人卫生:尽可能保留患者的卫生、修饰习惯,保持外观整洁。抓握牙刷、梳子困难时可以增加把柄直径,可以使用电动牙刷;可以选择一些辅助器具,帮助患者洗澡、梳头、剪指甲、剃胡须等;选择舒适、安全的体位洗澡,在浴室周围安装扶手及铺防滑地垫,防止洗澡时地滑摔倒。

(5)如厕:包括移入厕所、脱裤、坐下、站起、局部清洁、整理衣裤、冲洗等过程。患者用药后易便秘,故每天应保证 3 L 的饮水量;坐站困难者可在坐厕四周安装扶手,有条件者用电动升降坐厕;冲厕开关及卫生用品尽量置于患者易于获取之处。

2.后期训练

随着病情的发展,患者的活动能力逐渐受限,应最大限度地维持其原有的功能和活动能力。具体应做好以下几项内容。

(1)加强日常活动的监督和安全性防护,提供简单、容易操作、省力的方法完成各种活动。例如,抬高患者用餐桌面高度,减少患者头颈、躯干的弯曲;用肘支撑桌面仅凭借肘屈伸完成进食过程,这样可以减少患者肩、手、腕部活动使做功减少,还可以保持躯干的伸展和稳定。

(2)借助一些辅助装置和设施帮助患者完成活动,如对衣服、鞋袜做适当调整便于患者穿戴,选择系扣器、剪甲器、穿袜器、取物器等方便患者完成自我料理。

(3)对环境和家具进行适当改建,可以提高患者自我料理的能力。

(4)加强对家人和照料者的宣传和指导,让他们与患者之间合作默契,尽量做到照料者给予最小的帮助,患者尽可能自理。

(5)积极采取能量节约技术,减少患者的疲劳和功能损害,最大限度地保留患者原有的功能。

3.家务照料和安全

尽量按照患者的习惯安全地从事家务活动。合理安排和计划家务活动,保证厨房、卫生间、拐角、楼梯口等处明亮。保持室内温暖、舒适,除去易绊倒患者的障碍物(地毯、脚垫等),对存在潜在危险的活动和装置,应予视觉告示。应用能量节约技术,尽量在坐位放松体位完成家务活;充分利用家用电器和辅助装置减少患者家务负担。

(四)语言训练

语言训练包括音量训练、发音训练及呼吸训练等,以纠正患者音量低沉、单音调、音质变化和模糊发音、吐字不清等言语功能障碍。

(五)吞咽训练

训练旨在恢复或提高患者吞咽能力,改善身体的营养状况;增加进食乐趣,改善因不能正常进食所产生的心理恐惧与抑郁;增加进食的安全性,减少食物误吸入肺、导致吸入性肺炎等并发症发生的机会。可通过感官刺激、口面部的功能训练等基础训练和摄食训练(如选择适当的体位、适当形状的食物、一口量等),指导并教会患者易于吞咽的技巧和方法等代偿技术,提高患者的吞咽功能。

(六)心理治疗

针对帕金森病患者易出现丧失自信、无望感、抑郁,甚至出现自杀倾向等神经心理障碍,康复治疗中常用的心理治疗方法有合理情绪疗法、行为疗法、集体疗法等;松弛技术也常用于帕金森病的心理治疗,也可有效改善患者的肌肉僵直等影响运动功能的问题,常用的方法有渐进性放松法(也称对比法、Jacobson 放松疗法)、交替法、暗示法及意念松弛法等。通过适当的心理治疗可起到安慰和支持、疏导、自我反省作用,使患者更好地克服疾病带来的心理问题。

(七)认知训练

认知训练包括提高记忆力的训练及智力障碍的康复治疗等。

(八)中医康复治疗

中医在帕金森病康复治疗中也发挥一定的作用,主要有中药、针灸及按摩等。

(九)辅助装置的应用和环境改造

为预防畸形,需让患者穿戴必要的矫形支具;穿衣困难者可以借助穿衣辅助器;为防止患者跌倒,可以给患者配备合适的助行稳定用具,注意调整助行器的高度,不要让患者驼背;鼓励患者坐位时尽量保持腰部挺直。不要长时间团坐在软沙发上;睡硬板床;写字、打字时桌面高度要正好适合患者在直腰和保持头颈部稍屈曲(10°)位下工作;尽量去掉房间内的地毯和垫子,防止患者被绊倒;卫生间尽量无障碍,墙壁上安装把手等。

五、康复结局

帕金森病是慢性进展性疾病,药物治疗及康复治疗均只能减轻症状及障碍,延缓病情发展,提高生活质量,而不能改变最终结局。是否达到康复目标,取决于患者及家属对疾病的认识、损伤和残损的结果,必须持之以恒地给予药物及康复治疗。

第四章　心肺疾病患者的康复

第一节　原发性高血压患者的康复

一、概述

高血压是以体循环动脉收缩压和(或)舒张压的持续增高为主要表现的临床综合征，可分为原发性与继发性两大类。绝大多数患者高血压的病因不明，称之为原发性高血压，占高血压患者的 95%以上。如果血压的升高是临床表现之一，有明确的病因可循，称之为继发性高血压，占高血压患者的 5%。

高血压是指在静息状态下动脉收缩压和(或)舒张压增高(≥140/90 mmHg)，常伴有脂肪和糖代谢紊乱以及心、脑、肾和视网膜等器官的功能性或器质性改变，以器官重塑为特征的全身性疾病。2 次以上非同日测得的血压≥140/90 mmHg 可以诊断为高血压。

原发性高血压是全球分布的疾病，高血压后期心、脑、肾并发症可导致严重残疾率和提高患者的死亡率，目前我国正在加大高血压防治工作力度，以期减少心、脑、肾的并发症，提高人民的生活质量。

(一)病因及发病机制

原发性高血压具体病因及发病机制不明，目前认为是在一定的遗传因素下由于多种后天因素影响导致的。其病因(又称危险因素)与遗传、精神紧张压力大、年龄、性别、饮食、职业与环境、吸烟、饮酒及肥胖等有关。发病机制可能与交感神经系统活性亢进、肾素-血管紧张素-醛固酮系统激活、肾性水钠潴留、胰岛素抵抗等有关。

(二)临床表现

原发性高血压根据起病和病情进展的缓急及病程的长短可分为缓进性高血压和急进性高血压：前者又称为良性高血压，绝大部分患者属此型；后者又称为恶性高血压，仅占高血压患者的 1%～5%。缓进性高血压的临床表现如下。

1.一般症状体征

大多数患者起病缓慢，病程可长达十余年至数十年。早期常无症状，偶于体格检查时发现血压升高，少数患者则在发生心、脑、肾等并发症后才被发现。高血压患者可有头痛、头晕、头胀、耳鸣、眼花、健忘、失眠、烦闷、心悸、乏力、视物模糊等症状，但并不一定与血压水平相关。体格检查可听到主动脉瓣听诊区第二心音亢进、收缩期杂音或收缩早期喀喇音等。

2.并发症

血压持久升高可导致心、脑、肾、视网膜等靶器官损害。

(1)心:长期血压升高会增加左心室负担,左心室因代偿而逐渐肥厚、扩张,形成高血压心脏病。高血压促进冠状动脉粥样硬化的形成及发展,部分患者可有心绞痛、心肌梗死的表现。

(2)脑:长期高血压可形成小动脉的微动脉瘤,血压骤升时可引起破裂导致脑出血。高血压也可促进脑动脉粥样硬化的发生,可引起短暂性脑缺血发作、腔隙性梗死及脑血栓形成。

(3)肾:长期持久的血压升高可致进行性肾硬化,并加速肾动脉粥样硬化的发生,可出现蛋白尿及肾功能损害,但肾功能衰竭少见。

(4)视网膜:晚期可引起视网膜动脉硬化、视网膜出血和视神经盘水肿。

(5)血管和瓣膜病变:除心、脑、肾血管病变外,严重高血压可促使形成主动脉夹层并破裂,并可导致主动脉瓣与二尖瓣关闭不全。

二、功能障碍

1.生理功能障碍

高血压可产生多种症状,如头晕、头痛、耳鸣、记忆力下降、胸闷、心悸、气短、失眠、多梦、易醒、活动能力下降、工作效率低下等。

2.各系统功能障碍

病情发展到中晚期,患者出现靶器官损害时,还可出现相应症状。心血管系统损伤可以出现高血压性心脏病、冠心病或左心衰竭;神经系统损伤可引起脑动脉粥样硬化导致脑出血、脑血栓、腔隙性脑梗死等;泌尿系统损伤可出现蛋白尿、血尿和管型尿,晚期可引起肾功能衰竭。

3.心理功能障碍

研究表明,急躁、易怒、情绪不稳等性格可促进高血压形成与发展。

4.日常生活活动能力受限

高血压的逐渐加重,出现严重的靶器官损害时可影响患者的进食、穿衣、行走、个人卫生及购物等日常生活活动能力。

三、康复评定

(一)原发性高血压的诊断及分类

世界卫生组织(WHO)、国际高血压学会(internation society of hypertension,ISH)确定了新的高血压诊断分级标准,规定收缩压(systolic blood pressure,SBP)≥140 mmHg 和(或)舒张压(diastolic blood pressure,DBP)≥90 mmHg 为高血压而且必须为非药物状态下 2 次或者 2 次以上非同日多次重复测的血压,即诊断为高血压。

(二)相关器官评估

由于血压持久升高可有心、脑、肾、视网膜等靶器官损害。因此,了解各器官的损伤情况对制订康复计划十分重要。

眼底检查有助于了解高血压严重程度;心电图检查可以了解高血压患者左心室肥大劳损及

缺血情况。胸部X线可见主动脉弓及左心室状况。X线计算机断层摄影术检查对于诊断急性脑血管病如高血压脑出血、蛛网膜下腔出血、脑动脉瘤、脑梗死等有很高的价值。在心血管系统方面,CT对主动脉夹层有肯定的诊断意义。CT的血管造影可显示胸主动脉、腹主动脉、肾动脉等全身大血管病变。磁共振成像检查对于诊断脑梗死的敏感性、特异性均明显高于CT检查。数字减影血管造影可用于主动脉及其主要分支病变、心脏病变、冠状动脉病变检查等。

(三)运动试验

运动试验主要用于心血管疾病的康复评定。常用的运动试验有固定跑台运动试验、踏车运动试验、心肺运动试验、6 min步行试验。运动试验可以测定高血压患者的心血管反应(心电图和血压)、心率、耗氧量等改变,了解患者的功能储量、运动心功能变化(详见冠心病的康复评定),指导康复运动。同时还具有辅助诊断高血压及评价疗效的作用。

(四)主观用力程度分级(rating of perceied exertion,RPE)

RPE是利用运动中的自我感觉来判断运动强度,每一单数级各有不同的运动感觉特征。RPE与心率和耗氧量具有高度相关性。各级乘以10常与达到该点的心率大体上一致(应用影响心率药物的除外)。一般运动锻炼的RPE分级在12～15级之间,由于高血压的病情严重程度不同,应该根据测得情况确定训练级别。

四、康复治疗

高血压的治疗需要综合康复治疗,其治疗以有效控制血压,降低高血压的病死率、致残率,以及提高高血压患者的生活质量为目标。高血压在一定范围内可以无症状,但其所造成的脏器损伤可以潜在发展,所以切忌出现症状时才治疗,及症状一旦缓解之后便停止治疗。当患者处于正常高限血压(130～139)/(85～89)mmHg时,指导其改变生活方式,干预其合并的危险因素,密切监测血压,及早预防,避免发展为高血压。凡舒张压持续高于100 mmHg者,均应进行药物治疗。舒张压在90～95 mmHg者,约占高血压的40%,可以先予以非药物治疗,并注意血压监测。如果效果良好,则可不用药物治疗,但在效果不理想时,应该逐步增加药物治疗。药物治疗不宜轻易撤除,除非经过严格的血压检测,证明非药物治疗可以有效地控制血压。单纯收缩期高血压的患病率随年龄的增加而上升,其危险性与舒张期高血压者相同,药物治疗有明显的效果。有高血压但无合并症的患者,治疗目标是将血压降至140/90 mmHg以下;高血压合并糖尿病或肾病患者,目前主张血压应降至130/80 mmHg以下;24 h尿蛋白>1 g的患者,血压需<125/75 mmHg,以提高患者生存质量,延长寿命。高血压患者的康复治疗包括运动治疗、心理治疗、纠正危险因素等。

(一)运动治疗

运动治疗适用于各级高血压患者,构成高血压防治及预防心、脑血管疾病的基础。

1.适应证及禁忌证

(1)适应证:主要包括临界性高血压,Ⅰ～Ⅱ期高血压以及部分病情稳定的Ⅲ期高血压患者,对于目前血压正常偏高者,也有助于预防高血压的发生,达到一级预防的目的,运动锻炼对以舒张期血压增高为主的患者作用更加明显。

(2)禁忌证:主要包括急进性高血压、重症高血压或高血压危象、病情不稳定的Ⅲ级原发性高血压、合并其他严重并发症（心律失常、心动过速、脑血管痉挛、心力衰竭、不稳定型心绞痛）出现明显降压药不良反应未能控制、运动中血压过度增高（血压＞220/110 mmHg）、继发性高血压不作为康复治疗的对象。

2.运动处方

运动处方包括运动强度、运动持续时间、运动频率、运动过程和运动类型。

（1）运动强度：运动强度最好是通过平板运动试验和踏车运动试验获得患者的最大心率和代谢当量。运动强度应维持在中等程度以下，以运动后不出现过度疲劳或明显不适为宜。

1）靶心率：一般情况下高血压患者运动训练的目标是达到靶心率，即：

$$最大心率=220-年龄$$

$$靶心率=最大心率\times(50\%\sim70\%)$$

靶心率不是绝对的，要根据患者的具体情况而确定，特别是患者运动中的感受来进行运动强度的调节，也可以采用 40%～60%最大吸氧量。

2）主观用力程度分级（RPE）：运动强度指标也可采用主观用力程度分级（RPE），主观用力程度记分以 11～13 级为宜，由于高血压的病情严重程度不同，应该根据具体的测得情况确定训练级别。

3）代谢当量：可以通过心电运动试验测得代谢当量，然后根据患者能够耐受的代谢当量，选择相应强度的运动。

（2）运动持续时间：一般选择 70%最大心率的运动强度，持续时间为 20～30 min，高于此强度持续时间为 10～15 min，低于此强度为 45～60 min。

（3）运动频率：运动的次数取决于运动强度和持续的时间，高强度长时间的运动次数可以减少，低强度短时间的运动次数可以增加，通常选择中等强度的运动，每周运动 3～4 次。

（4）运动过程：运动过程包括 3 个阶段。

1）热身准备期：时间 5～10 min 的热身运动，它可促进肌肉血管扩张。运动开始时先进行低强度的有氧（如缓慢散步）运动，使机体尤其是心血管系统做好训练的准备，然后活动肌肉和伸展关节，以避免运动中肌肉和关节受到损伤。

2）训练活动期：一般有 4 种形式。①连续型，无间歇性的连续运动。②间断型，运动时有间歇，可以完全停止运动也可以进行低强度运动。③循环型，几种运动形式交替重复连续进行。④间断循环型，在循环运动中加以间断性休息。运动中达到处方运动强度的锻炼期应持续 30～40 min，最多可逐渐增至 60 min。

3）整理运动（凉身运动）：在每次运动训练结束时，应有恢复期，使机体逐渐恢复到运动前的状态。避免由于突然停止运动而引起并发症，整理运动包括低强度有氧运动、调整呼吸、肌肉伸展和关节活动等，一般持续 5～10 min。停止活动后心率应在 3～5 min 内恢复正常。

（5）运动类型：可以采取步行、慢跑、踏车、划船器运动、游泳、登梯等运动形式。运动类型的选择取决于病情、体力、运动习惯、环境、监护条件及康复目标。常用的运动训练如下。

1）有氧训练：运动训练强调采用中小强度、较长时间大肌群的动力性运动。常用方式为步行、踏车、游泳、慢跑和慢节奏的交谊舞等，强度达最大心率的 50%～70%，如步行速度一般不超过 110 m/min，一般为 50～80 m/min，每次锻炼 30～40 min，其间可穿插休息或医疗体操、太极拳等。50 岁以上者运动心率一般不超过 120 次/分。活动强度越大，越要注重准备活动和结束活动。训练效应的产生至少需要 1 周，达到较显著降压效应需要 4～6 周，轻症患者可以运动治疗为主，Ⅱ期以上的患者则应在用降压药物的基础上进行运动治疗，适当的运动治疗可以减少药物用量，降低药物的不良反应，稳定血压。运动强度过大的作用则相反，所以不提倡高强度运动。

2)抗阻运动：中小强度的抗阻运动可产生良好的降压作用而并不引起血压的过分升高。阻力可由他人、自身或器械（如哑铃、沙袋、弹簧、橡皮筋等）提供。采用相当于最大一次收缩力 40%的运动强度做大肌群的抗阻收缩，每节运动重复 10～30 s，10～15 节为 1 个循环、每次训练 1～2 个循环、每周 3 次，8～12 周为 1 个疗程。有研究表明患者在一次动力性运动数分钟后，血压可以明显低于安静水平，并可持续 1～3 h，甚至可持续到 13 h。长期训练后，甚至安静时的血压也有所下降。因此适宜的个体化运动疗法可以有效地辅助降低血压。

高血压患者在运动训练时运动宜小不宜大，因为大运动量活动可以使血压波动过大和心率加快，引起头痛、头昏，甚至出现脑血管意外。一般运动时心率控制在 102～125 次/分甚至以下。

3.坚持运动

明显的效果来源于长期坚持运动，当通过一定时期的运动训练产生效果后，应以较低的运动强度坚持长期运动。研究发现，若停止运动 2 周，体力便开始下降；若停止数月，疗效可能会完全消失，体力降至训练前水平。患者不能坚持也是受“无症状表现”的影响，因为高血压患者没有明显不适感觉时，其治疗的依从性也会下降。

4.运动锻炼的监护

高血压患者运动锻炼应在监护及指导下进行，应当进行运动锻炼的安全教育，特别对于有冠心病、脑梗死合并症的患者。

（二）心理治疗

长期精神压力和心情抑郁是引起高血压的重要原因之一。可能由于大脑皮质的兴奋、抑制平衡失调，导致交感神经活动增强，儿茶酚胺类介质的释放使小动脉收缩并继发引起血管平滑肌增殖肥大，交感神经的兴奋还可促进肾素释放增多，这些均促使高血压的形成并维持高血压状态。因此，高血压患者保持平衡的心理，通过一系列的心理放松训练摆脱不良的心理状态，不但可使抗高血压治疗更为有效，还有助于病变逆转，降低并发症。

（三）纠正危险因素

1.规范

日常生活规律，坚持戒烟，避免长期饮酒。《ESH/ESC 高血压治疗指南》建议饮酒的高血压患者，男性饮酒每日酒精量为 20～30 g，女性为 10～20 g；总酒精消耗量，男性每周不应超过 130 g，女性不应超过 80 g。酒精的摄入量与高血压水平及患病率呈线性相关，高血压患者应戒烟，最好不要饮酒。

2.低盐

高盐地区摄入的食盐量可以先减少到 8 g/d，然后再降至 6 g/d 以下。这里的食盐量是指烹调用盐和其他食物中所含钠折算成食盐的总量。降低饮食中钠盐量（<6 g/d），可以使收缩压降低 0.7～1.3 kPa(5～10 mmHg)。

3.多吃蔬菜、水果

新鲜的蔬菜、水果是膳食钾的主要来源,尤其是深绿色和红黄色果蔬富含钾、钙、抗氧化维生素和食物纤维,对血压和心血管有保护作用。蔬菜、水果中的维生素C有降低胆固醇,减轻动脉硬化的作用。

4.减少胆固醇和饱和脂肪酸摄取

每日胆固醇摄入量应<300 mg,摄入脂肪的热量占总热量的30%以下,饱和脂肪酸占总热量的10%以下。运动与饮食结合对降低血脂和改善血压作用最强,增加优质蛋白质的摄入应多选用鱼类、禽类及适量瘦肉,少吃动物油、肥肉及动物内脏。

5.控制体重

降低热量摄入和增加活动消耗,使体重指数达到19～24 kg/m^2,体重增高与高血压密切相关,降低高血压患者的体重可改善胰岛素抵抗、糖尿病、高脂血症和左心室肥厚。可采用减少热量摄入及增加体力活动的方式控制体重,必要时可考虑在医师指导下使用减肥药物。

6.劳逸结合,加强运动锻炼

保证充足良好的睡眠,避免和消除紧张情绪,经常从事一定的体育锻炼(如打太极拳等)有助于血压恢复正常。

(四)其他疗法

1.西药治疗

利尿剂(包括噻嗪类利尿剂、袢利尿剂、保钾利尿剂三类);β受体阻滞剂;钙通道阻滞剂;血管紧张素转化酶抑制剂(angiotensin converting enzyme inhibitor,ACEI);血管紧张素Ⅱ受体阻滞剂(angiotensin Ⅱ receptor blocker,ARB);醛固酮受体阻滞剂及α受体阻滞剂等均可选择使用。

2.中药治疗

根据中医辨证施治的原则,选择合适的方剂或单方、验方治疗。

3.针灸治疗

取三阴交、阴陵泉、太冲、照海、曲池、合谷、内关等穴。每次选用数穴,交替使用,7～10天为1个疗程。也可使用耳针治疗,主穴为降压穴、心门、神门,配穴为皮质下、肾上腺、交感等,每次2～3穴,每天1次,7～10天为1个疗程。

4.医疗体操

常用太极拳、八段锦、降压操等,通过四肢较大幅度的活动,降低周围血管压力,从而降低血压。要求锻炼时动作柔和、舒展,有节律,意念集中,姿势放松,思绪宁静。动作与呼吸相结合,强调动作的均衡和协调。一般可选择简式太极拳。不宜过分强调高难度和高强度。

五、功能结局

在生理功能方面,大多数高血压患者随血压控制,临床症状可改善。在心理功能方面,大多数高血压患者终身有不同程度的急躁、抑郁、沮丧等心理障碍。在日常生活活动能力及职业能力方面,大多数高血压患者日常生活活动能力及职业能力无明显受限或仅轻度受限。伴有心、脑、肾等重要器官的损害的高血压如脑血管意外、心力衰竭、肾衰竭等,可使日常生活活动能力及其相关活动明显受限，劳动力完全减退或丧失。康复治疗可能改善高血压患者的生理功能、心理功能和社会功能，缓解病情，提高高血压患者的生活质量，因此应早期介入。

六、健康教育

利用新闻、媒体等对公众、专业医护人员和高血压患者进行高血压的健康教育。提高高血压的知晓率、治疗率与控制率，倡导良好的生活习惯，合理膳食，适度运动。特别是对高血压患者进行教育，主要采用面对面的教育方式，提高患者的健康知识、技能、自信心和配合治疗的依从性。提高高血压患者的自我管理能力，发挥主观能动性，降低由高血压导致的残疾率、死亡率，提高全民的生活质量，延长寿命。

第二节　冠心病患者的康复

一、概述

冠状动脉粥样硬化性心脏病(coronary atheroscleroticheart disease，CHD)是指冠状动脉粥样硬化使血管腔狭窄或阻塞和(或)因冠状动脉功能性改变(痉挛)导致心肌缺血、缺氧或坏死而引起的心脏病，统称冠状动脉性心脏病，简称冠心病。其主要表现为心绞痛、心律失常、心力衰竭，严重时发生急性心肌梗死或猝死。

冠心病是非常常见的心血管疾病之一，多发生于40岁以后，男性多于女性，脑力劳动者多于体力劳动者，北方多于南方，城市多于农村。随着生活方式的改变，近年来我国冠心病患者年龄呈现年轻化趋势，发病率也在不断增加，已经成为严重威胁人类健康的主要疾病之一。

(一)病因

冠心病是由多种致病因素作用于不同环节所引起的疾病，这些致病因素称为危险因素或易感因素。

1.主要危险因素

(1)高血压：由于长期高血压使血管内压力持续增高，血管内膜损伤，胆固醇、甘油三酯等沉积血管壁形成血栓。60%～70%冠状动脉粥样硬化性心脏病患者有高血压。高血压患者患冠心病较血压正常者高3～4倍。

(2)脂质异常：脂质代谢异常是动脉粥样硬化最重要的危险因素。高胆固醇血症时血脂含量长期处于高水平，机体对血脂的调节作用紊乱，此时如果出现精神紧张、情绪剧烈波动、血压升高及吸烟过多的情况可导致动脉内膜损伤，使本来不能渗入动脉血管壁内的血脂成分渗入动脉血管壁中，并逐渐沉积形成微小血栓，使管腔逐渐变窄，血流受阻。同时使动脉管壁弹性降低，质地变硬形成动脉粥样硬化。研究表明，降低血脂可以延缓冠心病的进展。

(3)糖尿病：糖尿病是冠心病发展及再发的危险性因素之一。糖尿病患者由于胰岛素分泌不足，使得作为能量来源的葡萄糖大量流失，人体靠分解脂肪供给能量，使大量的甘油三酯、胆固醇及游离脂肪酸进入血液，从而为动脉粥样硬化和糖尿病微血管病变提供了条件，促进了冠心病的发生和发展。

(4)吸烟：吸烟是主要的可逆性心血管危险因素之一。卷烟的烟雾中含有 3 000 多种有害物质，其中危害最大的是煤焦油、尼古丁、一氧化碳等。冠心病患者戒烟后，心绞痛发生次数明显减少。因此，戒烟对防治冠心病有着积极作用。

2.次要危险因素

(1)年龄、性别：本病多见于 40 岁以上的中老年人，但在一些青壮年甚至儿童患者的尸体解剖中也曾发现他们的动脉早期的粥样硬化病变，提示这时病变已经开始；男性和女性比较，女性发病率较低，因为雌激素通过对血脂的影响抑制了动脉粥样硬化的过程，从而减少了女性冠心病的发生，但在更年期后发病率增加。

(2)肥胖：肥胖使心脏负担加重和血压上升，由于食用过多的高热量食物，使血脂增高，冠状动脉粥样硬化形成。因此，为了预防冠心病，应坚持运动锻炼，注意预防肥胖。

(3)缺少体力活动：经常从事紧张的脑力劳动而缺乏运动者。

(4)饮食习惯：长期摄入高能量、高胆固醇、高碳水化合物和高盐食物者。

(5)遗传因素：冠心病有家族发病的倾向。冠心病的病变基础是冠状动脉粥样硬化，而动脉粥样硬化与内分泌功能失调、饮食结构不当及家族遗传等因素有关。美国学者研究发现大约每 500 人中有 1 人的动脉硬化是通过基因缺陷遗传的。

(6)急躁、好胜心强、竞争性强、不善于劳逸结合的性格者，容易患冠心病。

(二)临床表现

不同类型的冠心病具有不同临床特点。WHO 将冠心病分为 5 型：隐匿型或无症状性冠心病、心绞痛、心肌梗死、缺血性心肌病和猝死。其中常见的心绞痛、心肌梗死临床表现如下。

1.心绞痛

典型的疼痛表现为突然发生胸骨上中段后压榨感、发闷或紧缩感，也可表现为心前区不适感。疼痛可以放射到心前区、左肩部、左背部或左手臂以及下颌部、颈部、咽部，疼痛一般在 3～5 min 内消失。心绞痛根据其发作特征分为稳定型(劳力性)和不稳定型两类。

2.心肌梗死

心肌梗死包括急性心肌梗死(acute myocardial infarction，AMI)和陈旧性心肌梗死。

急性心肌梗死主要表现为心前区疼痛，疼痛持续时间一般超过 30 min，休息或者含硝酸甘油都不能缓解，患者烦躁不安、出汗、恐惧或有濒死感，还可能出现心律失常、低血压、休克、心力衰竭、全身症状、胃肠道的反应。心律失常见于 AMI 75%～95%的患者，以 24 h 内最多见。各种心律失常中，以室性心律失常最多见，尤其是室性期前收缩等。室颤是急性心肌梗死患者，特别是入院前主要的死亡原因。在 AMI 患者中大约 20%可出现低血压和休克，休克多在起病后数小时至 1 周内发生，主要是心源性休克，因为心肌广泛性坏死导致心排血量急剧下降。在 AMI 患者中心力衰竭发生率在 32%～48%，主要是急性心力衰竭，由于心肌梗死后心脏舒张、收缩功能显著下降或者不协调引起。严重者可以引起右心衰。还可有全身症状，发热，心动过速，白细胞增多，主要是由于坏死物吸收所引起，一般在疼痛发生后 24～48 h 内出现，体温一般在 38℃左右，持续 1 周。胃肠道的反应出现在心前区疼痛剧烈时，可有频繁的恶心、呕吐和上腹胀痛，与迷走神经受坏死心肌刺激、心排血量降低、组织灌注不足等有关。

AMI 诊断必须具备下列 3 条中的 2 条：①缺血性胸痛的临床病史；②心电图动态演变，ST 段抬高对诊断 AMI 的特异性为 91％，敏感性为 46％；③心肌坏死的血清心肌标志物浓度的动态改变。

陈旧性心肌梗死是指急性心肌梗死后 3 个月。无急性心肌梗死病史的患者，需要有典型陈旧性心肌梗死的心电图表现才能诊断。

二、功能障碍

冠心病患者除了由于心肌供血不足直接导致的心脏功能障碍之外，还有一系列继发性躯体和心理障碍，这些功能障碍对患者的生活质量有直接影响，但往往被临床忽视，因此是康复治疗的重要目标。

（一）生理功能障碍

1.循环功能障碍

冠心病患者由于心肌供血不足，往往减少体力活动，降低了心血管系统的适应性，导致循环功能降低。这种心血管功能衰退只有通过适当的运动训练才能逐渐改善或恢复。

2.呼吸功能障碍

长期心血管功能障碍可导致肺循环功能障碍，使肺血管和肺泡气体交换的效率降低，吸氧能力下降，诱发或加重缺氧症状。呼吸功能训练是需要引起重视的环节。

3.运动功能障碍

冠心病患者因缺乏运动而导致机体吸氧能力减退、肌肉萎缩和氧化代谢能力降低，从而限制了全身运动耐力。运动训练的适应性改变是提高运动功能的重要环节。

4.代谢功能障碍

主要是脂质代谢障碍和糖代谢障碍，血胆固醇和甘油三酯增高，高密度脂蛋白胆固醇降低。脂肪和能量物质摄入过多而缺乏运动是基本原因。缺乏运动还可导致胰岛素抵抗，除了引起糖代谢障碍外，还可促使形成高胰岛素血症和血脂升高。

（二）其他功能障碍

1.心理功能障碍

抑郁是其主要表现。有的患者还有不同程度的焦虑、敌视和社交孤独等行为障碍表现，影响了患者日常生活和治疗效果。

2.冠心病患者日常生活活动受限

因为全身运动耐力下降，影响患者的行走、家务活动、个人卫生及购物等日常生活活动能力，从而影响了患者的生活质量、劳动、就业和社会交往等能力。

三、康复评定

为了制订安全有效的康复训练方案，必须对患者的现状进行全面的能力评定。

（一）心电图运动试验

心电图运动试验是通过观察受试者运动时的各种反应（呼吸、血压、心率、心电图、气体代谢、临床症状与体征等），来判断其心、肺、骨骼肌等的储备功能（实际负荷能力）和机体对运动的实际耐受能力。

1.心电图运动试验的目的

（1）协助诊断：对冠心病、心力衰竭、心律失常性心脏病等疾病的诊断有重要的价值。

（2）评定功能状态：对各种心脏病的严重程度作出评定。

（3）指导康复治疗：制订运动处方，评定患者运动的安全性，评定康复治疗效果。

2.心电图运动试验的种类

（1）按所用设备分类。

1）活动平板试验：活动平板试验又称跑台试验，其是让受试者按预先设计的运动方案，在能自动调节坡度和速度的活动平板上，随着活动平板坡度和速度（运动强度）的提高进行走跑的运动，以逐渐增加心率和心脏负荷，运动中连续测量心电图和血压，最后达到预期的运动目标。

2）踏车运动试验：采用固定式的功率自行车，受试者在功率自行车功率计上以等量递增负荷进行踏车，可做极量或次极量分级运动试验。坐位和卧位踏车运动试验等为下肢用力的试验。

3）手摇车运动试验：用于下肢运动障碍者的手摇功率计（臂功率计）试验，为上肢用力的试验。运动中连续测量心电图和血压。

4）台阶试验：如二级梯运动试验，受试者按不同年龄、不同体重、规定的走梯速度，在节拍器的指挥下来回在梯子上走动 3 min，然后即刻测心电图。此试验特点是方法简单较安全。缺点是运动量比较小，该试验很难达到最大心肌耗氧量，所以对平素运动量较大的人，最好做前两种运动试验才有意义。而对年老体弱的人来说，二级梯运动试验是比较安全的一种检查方法。目前已很少应用。

（2）按终止试验的运动强度分类。

1）极量运动试验：运动强度逐级递增直至受试者感到精疲力竭，或心率、摄氧量继续运动时不再增加为止，即达到生理极限。这种极限运动量一般多采用统计所得的各年龄组的预计最大心率为终止试验的指标，即最大心率＝220－年龄（粗略计算）。由于极量运动试验有一定的危险性，适用于运动员及健康的青年人，以测定个体最大做功能力、最大心率和最大摄氧量。

2）亚（次）极量运动试验：运动至心率达到亚极量心率，即按年龄计算最大心率（220－年龄）的85％或达到参考值（195－年龄）时结束。亚极量运动试验比较安全方便，在临床上大多采用亚极量运动试验，但由于预计最大心率个体变异较大，每分钟可达 12 次以上（约为预计亚极量心率的10％），故其可靠性受到影响。另外，因某些药物如肾上腺素能受体阻滞药以及抗高血压药物会影响安静心率和运动心率，所以对于这些患者不宜采用预计的亚极量心率作为终止试验的标准。

3）症状限制运动试验：主观指标和客观指标结合的最大运动强度的试验，以运动诱发呼吸或循环不良症状和体征、心电图异常及心血管运动反应异常和运动肌肉疲劳，试验无法正常进行作为运动终点的试验方法。适用于诊断冠心病、评估心功能和体力活动能力，以及制订运动处方等。

4）低水平运动试验：运动至特定的低水平的靶心率、血压和运动强度为止，即最高心率达到130～140 次/分，或与安静时比增加 20 次/分；最高血压达160 mmHg，或与安静时比增加 20～40 mmHg；运动强度达 3～4 METs 作为终止试验的标准。目的在于检测从事轻度活动及日常生活活动的耐受能力，是临床上常用的方法。本试验适用于急性心肌梗死后或心脏术后早期康复患者，以及其他病情较重者，作为出院评价、决定运动处方、预告危险及用药的参考。

3.试验方案

(1)活动平板试验：最常用的是改良的 Bruce 活动平板试验方案。未改良的活动平板试验开始时的运动强度明显过高，于是便在此基础上降低了初始运动的强度，使之适合所有的心脏病患者，此即改良的 Bruce 活动平板实验方案。改良的 Bruce 活动平板试验方案是通过同时增加速度和坡度来增加运动负荷(运动量)，以此来测定最大运动强度。

(2)功率自行车试验：功率自行车试验亦是分级试验，其中踏行的速率通常为 50～60 转/分，蹬车的阻力则每 3～6 min 递增。

(二)简易运动试验

包括 12 min 步行试验和 6 min 步行试验，是采用定量步行(定时间或定距离)的方式，进行心血管功能评定的试验方法，试验过程中可以没有心电图监护的条件。本试验适用于没有运动试验条件或病情较严重而不能耐受平板运动的患者。6 min 步行试验对于缺血性心脏病患者是一项简便、易行、安全、可重复的客观评价心脏功能的方法。要求患者在走廊里尽可能行走，测定 6 min 内步行的距离。其测定的结果没有正常值标准，而是对受试者的步行速度或者步行距离以及运动前后的心率、血压进行自身比较，判断治疗前后的差别。运动后心率的恢复速率也有参考价值。6 min 内若步行距离＜150 m，表明心力衰竭程度严重，150～425 m 为中度心力衰竭，426～550 m 为轻度心力衰竭。6 min 步行试验结果可用于评定患者心脏储备功能，评价药物治疗和康复治疗的疗效。

(三)应用代谢当量指导康复

应用代谢当量(metabolic equivalent，MET)指导康复活动。首先应了解心脏能够负担的体力运动强度，以便指导心脏康复的体力活动。一般应用平板或者踏车运动时练，测定时应从最低负荷量开始，直至身体疲惫或出现症状时，即达到运动的负荷量，折算成 MET。亚极量运动试验的终点为达到亚极量心率；症状限制运动试验的终点为出现必须停止运动的指征；低水平运动试验的终点为达到特定的靶心率、血压和运动强度。所测得的这个 MET 代表了心脏能够负担的体力运动强度，用以指导康复活动时应参考运动生理学知识，一般主张适当留有余地，按 70%左右予以应用。

1.指导制订运动处方

所测得的 MET 运动强度，比采用的靶心率更少受心血管活性药物的影响，因此常用 MET 运动强度制订运动处方。另外 MET 与能量消耗有直接相关，所以在需要控制能量摄取与消耗比例的情况下，采用 MET 是最佳选择，热卡是指能量消耗的绝对值，MET 是能量消耗水平的相对值，两者之间有明显的线形关系。计算的公式为：热卡＝MET×3.5×体重(kg)÷200。在计算上可以先确定每周的能耗总量(运动总量)以及运动训练次数或者天数，将每周总量分解为每天总量，然后确定运动强度，查表选择适当的活动方式，并将全天的 MET 总量分解到各项运动中去形成运动处方。

2.指导日常生活活动与职业活动

对心血管疾病患者进行的日常生活活动或者职业活动康复，要根据所测得的患者的安全运动强度，选择合适的活动，要注意执业活动(每天 8 h)的平均能量消耗水平不应该超过患者峰值 MET 的 40%，峰值强度不可能超过峰值 MET 的 70%～80%。

(四)动态心电图

动态心电图对急性心肌梗死患者的康复活动安排、随访和确定是否恢复工作都有很大的帮助。出院前做动态心电图检测，可以了解不同活动状态时心率、心律和心肌缺血的动态变化，制定出院后的活动范围。出院后定期监测动态心电图，可以更深入了解患者生活的一举一动对心脏的影响，及早发现恶性心律失常，及时给予处理。

(五)遥测心电图

遥测心电图在急性心肌梗死患者的康复中也有广泛的用途。①作为急性心肌梗死监护病房的心电图监测。②康复活动的现场监护。③为某些症状的确诊提供资料。④确定日常生活活动、工作和劳动能力的允许范围。⑤运动试验中的心电监测。

(六)超声心动图

超声心动图可以直接反映心肌活动的情况，揭示心肌收缩和舒张功能，还可以反映心脏内血流变化情况，有利于提供运动心电图所不能显示的重要信息。

四、康复治疗

冠心病康复治疗是指综合采用主动积极的身体、心理、行为和社会活动的训练与再训练，帮助患者缓解症状，改善心血管功能，在生理、心理、社会、职业和娱乐等方面达到理想状态，提高生活质量。同时强调积极干预冠心病的危险因素，阻止或延缓疾病的发展过程，减少残疾和减少再发作的危险。为此，心脏康复的措施应该是全面的、综合的，同时又是高度个体化的。

心脏康复经过多年的临床研究，现已对以往认为有高度危险性的患者进行运动治疗的疗效与安全性有了足够的了解。因此，冠心病康复范围涵盖心肌梗死、心绞痛、无症状性冠心病、冠状动脉旁路移植术(coronary artery bypass grafting，CABG)后和经皮冠状动脉腔内成形术(percutaneous transluminal coronary angioplasty，PTCA)后等。冠心病康复治疗的措施还可以扩展到尚未发病的人群。但是严重残留心绞痛、失代偿性心力衰竭、未控制的心律失常、严重缺血、左心室功能失常或运动试验中有心律失常、控制不良的高血压、不稳定内科疾病情况如控制不良的糖尿病、正患发热性疾病等被列为禁忌证。

(一)冠心病常见的康复治疗方法

1.运动治疗

虽然冠心病康复治疗是综合性康复治疗，但最基本、最重要的方法是运动疗法。因此，运动疗法是冠心病康复治疗的核心部分，应在对患者功能进行完整评定的情况下，进行详尽而周密的个体化训练设计。临床观察已充分证实了运动疗法的有效性，据研究其可能的作用机制是通过改进患者的生活方式、控制病情的发展、降低心肌的兴奋性、降低心脏做功、改善冠状动脉供氧能力达到治疗的效果。

(1)运动治疗原则。

1)安全性的原则：首先要对患者进行充分的运动能力的评估，要排除禁忌证，同时要考虑到药物的影响作用。确保在安全范围内进行心脏康复运动训练。

2)特异性原则:每种运动均产生特定的代谢性和生理适应性效果。以等长运动进行的力量训练可使肌力增强。有氧训练则可使耐力增强,而且这种训练包括了大肌群的运动,可改善心血管系统的功能容量。

3)个体化原则:每个患者的训练应根据其功能和需要有所不同。

4)超负荷原则:运动的量要大于患者平常的活动强度,否则就达不到使其功能增强的效果。这可通过调整运动的强度、时间和频率达到。

5)训练应持之以恒:训练产生的良好效果并非可永久保存,在停止训练 2 周后,其功能上的改善会开始减少。停止训练 5 周后,训练的效果则可能失去一半。因此,运动训练应持之以恒。

(2)运动训练的程序:尽管心脏康复过程复杂,但运动疗法的基本程序不变,每一运动过程应包括准备活动、训练活动和结束活动。

1)准备活动:主要目的是预热,准备活动 5～15 min,即让肌肉、关节、韧带和心血管系统逐步适应训练期的运动应激。运动强度较小,运动的方式包括牵伸运动及大肌群运动,要确保全身主要的关节和肌肉都有所活动(伸展活动范围包括上下肢和腰部的大肌群)。一般采取医疗体操、太极拳,也可以附加小强度的步行,运动 15～30 s 后不引发不适和疼痛。通常认为如果在低水平有氧运动前做伸展运动,需小心进行。

2)运动调整期(训练活动):指达到靶强度的训练活动,是体力锻炼的时期,运动强度将逐渐增加,并维持一定水平,以达到预期训练效果。运动调整期包括强度、形式、时间和频率。

①强度:理想的运动强度应该设定在既能产生期望的效果,但又不因过高而出现临床症状、患者不适或厌倦的水平。通过心电图运动试验,测定亚极量运动试验的终点亚极量心率、症状限制运动试验出现的停止运动的指征、低水平运动试验的特定的靶心率、代谢当量等,以获得最大运动强度,也可采用 6 min 步行试验。美国运动医学专家富兰克林提出选择患者最佳运动强度的方法是使用运动强度的“滑尺”,即对于低危和功能储量中等至中等偏上的人群,基础强度定为活动能力的 60%,加上以 METs 表示的活动能力功能储量即为某个特定患者的运动强度。例如,某患者最大功能储量为 6 METs,则训练强度(%)＝60＋最大代谢当量＝(60＋6)×100%＝66%。但这种方法不适用于低能储量的高危人群。对于低能储量的高危人群,威廉姆改进并使用了一种更为通用的方法计算运动强度,用基础值 40%代替上述的 60%加上 2 倍功能储量。因此功能储量为 5 METs 的患者的运动强度为 50%(而不是 65%),即训练强度(%)＝40＋2 倍功能储量＝(40＋10)×100%＝50%。运动强度并非静止的,体力运动消耗每天都有强度的变化。因此建议设置高于或低于计算或所希望的运动强度的 10%范围作为运动强度的区间。同时还要注意药物治疗对运动强度的影响。

②运动形式:可以通过不同的运动形式来实现运动训练的目的。运动方式的选择依赖于治疗的特定目标、需要及患者的能力,包括步行、功率自行车、力量训练、柔韧性训练、作业活动训练、医疗体操等。大多数用于心脏康复治疗的运动形式是患者所熟悉的步行,步行的优点在于运动强度水平易于精确维持,强度调控范围大。对于腰痛、肥胖、关节炎患者,功率自行车运动是一种极好的运动形式。另外也应当考虑患者所从事的工作或娱乐活动的特点,采取与其相同或相近的运动方式进行训练,使参与活动的肌肉系统在运动中得到锻炼。

③运动持续时间:运动调整期的持续时间一般在 15～60 min。特定的运动持续时间由治

疗的目的、患者的能力和兴趣来决定。为改善功能储量最少需15 min有氧运动，对大多数心脏病患者的运动调整期最佳运动时间是20～40 min。然而，冠心病患者通常在运动训练中可能出现各种症状而终止运动。因此，这些患者需要一个间断的运动训练方案，出现症状时停止，症状消失后再开始运动直到再次出现症状。这种运动模式重复进行，直到各段运动时间总和达到需要的运动时间。很多研究证明了这种交替的运动方案是可以接受并且有效的。

④频率：运动训练的频率从每天数次到每周数次不等，它与康复治疗的总体目标有关，并根据患者的活动能力、运动的类型和强度、患者兴趣、传统治疗情况和最近的运动情况而修订。一般来说，运动刺激至少每周3次才能产生效果，但对大多数心肌梗死或者运动能力低于5 METs的患者，每天2～3次，每次时间较短的运动方案，会更有益。建议康复治疗开始时运动频率为每周3次，至少持续3～6个月。若此期后患者无外伤或其他并发症并对增加频率有兴趣，则可将运动频率增加至每周4～5次。

3)结束活动：3～10 min，主要的目的是让高度兴奋的心血管应激逐步降低，适应此运动停止后血流动力学的改变，运动的方式可与训练方式相同，但是强度要逐渐减小。患者应进行低水平、节律性有氧运动，如散步，以使血压、心率恢复至运动前热身水平。在积极的有氧放松期后，还应进行一定范围静态伸展和轻柔地运动。

充分的准备与结束活动是防止训练意外的重要环节。训练时75%心血管意外均发生在这两个时间段。此外合理的准备和结束活动对预防运动损伤也有积极的作用。当运动中出现下列情况时，表明运动过量，应立即停止运动。如疲劳、呼吸困难、胸痛、眩晕、恶心、呕吐、下肢疼痛或不适并不断加重，周围循环功能不良，心电图指征ST段偏移>1 mm，严重心律失常等。

2.作业治疗

作业治疗的目的就是要帮助患者尽可能恢复和保持原来的生活方式(如工作、生活习惯、社交和娱乐)。根据各阶段康复评定获得的活动能力和个人爱好设计各种作业治疗活动，如日常生活、种花、欣赏音乐、绘画、散步、旅游等。制订每周和每天合理的活动和休息时间表，定期进行调整，可以逐渐增强患者的活动耐力和精力。

3.心理治疗

由于一些冠心病患者有较高程度的焦虑和恐惧，以及出院后长期存在抑郁，目前已广泛呼吁对心脏疾病进行适当的心理支持。为避免患者及其配偶发生与疾病相关的低落情绪，医生或护士在临床工作中应该对他们的心理问题给予关注，哪怕是很小的关注也能明显提高患者的心理适应性，缩短住院时间，降低发病率和死亡率。医务人员应尽快取得患者的信任，鼓励患者并安抚其焦虑的情绪。

4.康复工程

较严重的冠心病患者需要拐杖、助行器、坐便椅、轮椅等辅助工具协助生活，同时也具有能量保护和提高生活质量的作用。

5.其他治疗

冠心病其他治疗主要有：①药物治疗(如硝酸酯类、β受体阻滞剂、钙通道阻滞剂等)，目的主要是扩张血管、降低心肌耗氧量、降低心脏的前后负荷，同时进行抗血小板聚集及抗脂治疗。②介入治疗，包括经皮冠状动脉腔内成形术(PTCA)、PTCA下直接支架植入术。③外科治疗，冠状动脉旁路移植术(CABG)。④病因治疗。

(二)冠心病心肌梗死后的康复治疗

1.康复治疗分期

心肌梗死后患者的急性期康复治疗模式首先是由美国学者 Wenger 描述的,通常将心脏康复治疗分为 4 个阶段(期)。

第Ⅰ阶段(急性期):从患者入院到出院,即急性心肌梗死发病后或心脏手术后住院阶段,主要康复治疗内容为低水平体力活动和教育,一般为 1～2 周。

第Ⅱ阶段(恢复期):患者出院开始到病情稳定性完全建立为止,主要康复治疗内容为延续第一阶段的训练活动,逐渐增加体力活动,继续接受卫生宣传教育,以取得最佳疗效,一般为 5～6 周。

第Ⅲ阶段(训练期):本期特征是患者必须能安全地进行有氧训练。根据冠心病患者发生心肌梗死、死亡的危险程度进行危险分层,将其分为低危、中危、高危 3 个组别。中、高度危险组列为必须监护和防止在康复过程中发生意外的重点对象,本期持续 2～3 个月不等。这种分组对于判定预后,指导冠心病预防、治疗、康复有重大意义。

第Ⅳ阶段(维持期):强调终生有规律地健身运动和减少危险因素。

2.适应证和禁忌证

(1)适应证:①第Ⅰ阶段(急性期),患者生命体征稳定,无明显心绞痛,安静心率<110 次/分,无心力衰竭、严重心律失常和心源性休克,血压基本正常,体温正常。②第Ⅱ阶段和第Ⅲ阶段相似,患者病情稳定,运动能力至少达到 3 METs 以上,家庭活动时无显著症状和体征。③第Ⅳ阶段(维持期),在第Ⅲ阶段安全训练没有问题,病情稳定,运动能力达到 4～6 METs。

(2)禁忌证:凡是康复治疗训练过程中可诱发临床病情恶化的情况都为禁忌证,包括原发病临床病情不稳定或合并新的临床病症。稳定与不稳定是相对概念,与康复医疗人员的技术水平、训练监护条件、治疗方案理念都有关系。如患者不理解或不合作,不宜进行康复治疗。

3.各期的康复治疗

(1)第Ⅰ阶段(急性期):指从患者入院到出院,一般是 1～2 周。

1)康复治疗目标:低水平运动试验阴性,按正常节奏连续行走 100～200 m 或上下 1～2 层楼而无症状和体征。运动能力达到 2～3 METs,能够适应家庭生活。使患者理解冠心病的危险因素及注意事项,在心理上适应疾病的发作和处理生活中的相关问题。

2)急性期康复措施:主要目标是使患者出院回家后能够完成一定的日常生活活动。整个训练时间为 5～7 天,同时加入纠正危险因素有关的教育活动。在急性住院期训练过程中,通常应在医生、职业治疗师或理疗师或护士监护下进行心脏监测。心肌梗死后随活动产生的心率的上升值应保持在 20 次/分之内;收缩压的上升值应保持在 20 mmHg 之内,若收缩压下降达 10 mmHg 或者更多,则应对患者的运动进行重新审视,并考虑停止运动。

(2)第Ⅱ阶段(恢复期)。

1)康复治疗目的:逐步恢复一般日常生活活动能力,包括轻度家务劳动、娱乐活动等。运动能力达到 4～6 METs,提高生活质量。对于体力活动没有更高要求的患者可停留在此期。

2)康复措施:首先通过对患者的运动能力进行评估。评估的方式有低水平运动试验等确定最大可耐受运动量来确定靶心率。一般采用活动强度为40%～50%最大心率或活动时主观用力计分不超过13～14分。在进行较大强度活动时，可采用远程心电图监护系统监测，或由有经验的康复治疗师观察数次康复治疗过程，以确立安全性。无并发症的患者可在家属帮助下逐渐用力，活动时不可有气喘和疲劳。所有上肢超过心脏平面的活动均为高强度运动，应该避免或减少。每周需要门诊随访一次。任何不适均应暂停运动，及时就诊。

恢复期训练是康复的关键时期。需要在安全范围内循序渐进地进行日常生活活动能力、娱乐活动、步行活动的训练，也可以进行医疗体操（如降压舒心操、太极拳等）、园艺活动等训练。连续训练5～6周，训练的方法多种多样，应根据患者的具体情况进行个性化设计。

①日常生活活动能力训练：可以先从洗碗筷、蔬菜、自己洗澡等较轻的训练开始，再进行洗小件衣服、晾衣服、擦桌子、梳头、简单烹饪、外出购物及正常烹饪训练，逐渐过渡到独立外出购物，短时间吸尘或拖地等。

②娱乐活动训练：可以先从打扑克、下棋、看电视、阅读、针织、缝纫、短时间乘车等较轻的训练开始，再进行室外打扫、短距离公共交通、短距离开车、探亲访友、家庭修理活动、钓鱼、保龄球类等训练活动，逐渐过渡到慢节奏跳舞、外出野餐、去影院和剧场等。

③步行活动训练：可以先缓慢行走，再步行1 km，每次10～15 min，每天1～2次。根据患者情况逐渐延长步行距离，每次30 min，每天2次左右。

(3)第Ⅲ阶段（训练期）

1)康复治疗目的：巩固第Ⅱ阶段康复治疗的效果，控制危险因素，改善或提高体力活动能力和心血管功能，恢复发病前的生活和工作。

2)康复措施：在第Ⅲ阶段的全面康复治疗包括有氧训练、循环抗阻训练、柔韧性训练、医疗体操、作业训练、放松性训练、行为治疗、心理治疗等。在整体方案中，有氧训练是最重要的核心，其运动处方如下。

①运动强度：根据症状限制性运动试验、低水平运动试验、6 min步行试验等获得的最大心率、最大吸氧量（VO_{2max}）、METs、RPE，以确定患者有氧训练中的最大运动强度。对于比较高危的患者应选用较低的靶强度。对于高危患者，每次提升运动水平时应进行监测。

②运动方式：包括步行、登山、游泳、骑车、中国传统形式的拳操等。慢跑运动损伤较常见，因此近年来已经不主张慢跑。训练形式可以为间断性运动和连续性运动。

③运动时间：靶强度运动一般持续10～60 min。准备活动和结束活动的时间另外计算，每周3～5次。

④训练实施：每次训练均应包括准备活动、训练活动和结束活动。

(4)第Ⅳ阶段（维持阶段）：巩固第Ⅲ阶段获得的训练效果。维持期为终生。强调有规律地健身运动和减少危险因素。选择适宜运动方式，持之以恒地坚持有规律地健身运动。

五、功能结局

冠心病康复治疗除有良好的近期疗效外，其后期的维持性疗效也被肯定。国内心脏康复治疗开展时间不长，国内统计数字相对缺乏。据统计，在美国65岁以下无并发症AMI患者20世纪70年代末住院时间已缩短至2周，85%以上的办公室工作人员和机械工人可在病后7周复工，重体力劳动者可在病后 13 周复工，65 岁以下在职者复工率在 80%以上。目前在美国无并发症的 AMI 患者已提早到 7～10 天出院。

六、健康教育

对患者健康教育包括让其了解心脏解剖、生理、病理及冠心病危险因素等，以便了解冠心病发展的全程；介绍有关冠心病康复治疗方法，并指导患者进行危险因素的干预，如指导戒烟、降低血脂、控制高血压、防治糖尿病、避免肥胖和精神紧张等，加强体力活动等。

第三节　慢性阻塞性肺疾病患者的康复

一、概述

慢性阻塞性肺疾病(chronic obstructive pulmonary disease，COPD)是指具有气流阻塞特征的慢性支气管炎以及合并的肺气肿。气流阻塞进行性发展，但部分有可逆性，可伴有气道高反应性。COPD 是一种严重危害人类健康的常见病、多发病，严重影响患者的生命质量，病死率较高，并给患者及其家庭以及社会带来沉重的经济负担。

(一)病因

引起慢性阻塞性肺疾病的危险因素包括个体因素和环境因素，两者相互影响。

1.个体因素

某些遗传因素可增加 COPD 发病的危险性。已知的遗传因素为 α_1-抗胰蛋白酶缺乏。重度 α_1-抗胰蛋白酶缺乏与非吸烟者的肺气肿形成有关。支气管哮喘和气道高反应性是 COPD 的危险致病因素，气道高反应性可能与机体某些基因和环境因素有关。

2.环境因素

主要包括吸烟、职业性粉尘和化学物质、空气污染、生物燃料烟雾、感染等。

(二)临床表现

1.慢性咳嗽

慢性咳嗽通常为首发症状。初起咳嗽呈间歇性，早晨较重，之后早晚或整日均有咳嗽，但夜间咳嗽并不显著。少数病例咳嗽但不伴咳痰，也有部分病例虽有明显气流受限但无咳嗽症状。

2.咳痰

咳嗽后通常咳少量黏液性痰，部分患者在清晨较多；合并感染时痰量增多，常有脓性痰。

3.气短或呼吸困难

气短或呼吸困难是 COPD 的标志性症状，是使患者焦虑不安的主要原因，早期仅在劳动时出现，后逐渐加重，以致日常生活活动甚至休息时也感气短。

4.喘息和胸闷

喘息和胸闷不是 COPD 的特异性症状。部分患者特别是重度患者有喘息，胸部紧闷感通常在劳动后发生，与呼吸费力、肋间肌等容性收缩有关。

5.全身性症状

在疾病的临床过程中，特别是较重患者可能会发生全身性症状，如体重下降、食欲减退、外周肌肉萎缩和功能障碍、精神抑郁和(或)焦虑等。合并感染时可咳血痰或咯血。

二、康复评定

根据患者的临床症状、急性加重风险、肺功能异常的严重程度及并发症情况进行综合评估，确定疾病的严重程度，包括气流受限的严重程度、患者的健康状况和未来急性加重的风险程度。此外，功能评估还包括运动能力评估、ADL评估、呼吸肌力量评估(最大吸气压及最大呼气压)、上下肢肌肉力量评估、心理状态评估、营养状况评估、生活质量评估等。

(一)症状评估

采用改良版英国医学研究委员会呼吸问卷(modified medical research council，mMRC)对呼吸困难严重程度进行评估(表4-1)，或采用慢性阻塞性肺疾病患者自我评估测试(COPD assessment test，CAT)问卷(表4-2)进行评估。

表4-1　改良版英国医学研究委员会(mMRC)呼吸困难问卷

呼吸困难评价等级	呼吸困难严重程度
0级	只有在剧烈活动时才感到呼吸困难
1级	在平地快步行走或步行爬小坡时出现气短
2级	由于气短，平地行走时比同龄慢或需要停下来休息
3级	在平地行走100 m左右或数分钟后需要停下来喘气
4级	因严重呼吸困难以至于不能离开家，或在穿衣服、脱衣服时出现呼吸困难

表4-2　慢性阻塞性肺疾病(简称慢阻肺)患者自我评估测试(CAT)

序号	症　状	评　分	症　状
1	我从不咳嗽	0 1 2 3 4 5	我总是咳嗽
2	我肺里一点痰都没有	0 1 2 3 4 5	我有很多痰
3	我一点也没有胸闷的感觉	0 1 2 3 4 5	我有很严重的胸闷感觉
4	当我在爬坡或爬一层楼梯时没有喘不过气的感觉	0 1 2 3 4 5	当我上坡或爬1层楼时，会感觉严重喘不上气
5	我在家里的任何活动都不受到慢阻肺的影响	0 1 2 3 4 5	我在家里的任何活动都很受慢阻肺的影响
6	尽管有肺病我仍有信心外出	0 1 2 3 4 5	因为我有肺病，我没有信心外出
7	我睡得好	0 1 2 3 4 5	因为有肺病我睡得不好
8	我精力旺盛	0 1 2 3 4 5	我一点精力都没有

注：数字0～5表现严重程度，请标记最能反映您当时情况的选项，并在数字上打√，每个问题只能标记1个选项。

（二）肺功能评估

1.肺活量（vital capacity，VC）

尽力吸气后缓慢而完全呼出的最大空气量，是非常常用的指标之一，随病情严重性的增加而下降。

2.第 1 s 用力呼气量（forced expiratory volume in first second，FEV_1）

尽力吸气后尽最大强力快速呼气，第 1 s 所能呼出的气体量，其占肺活量比值与 COPD 的严重程度及预后有很好的相关关系（表 4-3）。

表 4-3 慢阻肺患者气流受限严重程度分级（基于舒张后的 FEV_1 值）

等 级	程 度	气流受限程度
GOLD1	轻度	FEV_1＞80％预计值，FEV_1/FVC＜0.70
GOLD2	中度	50％≤FEV_1＜80％预计值，FEV_1/FVC＜0.70
GOLD3	中度	30％≤FEV_1＜50％预计值，FEV_1/FVC＜0.70
GOLD4	极重度	FEV_1＜30％预计值，FEV_1/FVC＜0.70

（三）运动能力评定

1.活动平板或功率车运动试验

通过活动平板或功率车进行运动试验获得最大吸氧量、最大心率、最大 MET 值、运动时间等相关量化指标来评定患者运动能力，也可通过活动平板或功率车运动试验中患者的主观劳累程度分级（Borg 计分）等半定量指标来评定患者运动能力。

2.6 min 或 12 min 行走距离测定

让患者步行 6 min 或 12 min，记录其所能行走的最长距离。试验与上述分级运动试验有良好相关性。对于不能进行活动平板运动试验的患者可通过 6 min 或 12 min 行走距离测定，以判断患者的运动能力及运动中发生低氧血症的可能性。

三、功能障碍

COPD 是以不完全可逆的气流受限为特征的疾病，其主要症状是进行性加重的呼吸困难，表现为肺功能及呼吸功能损害。然而除了肺部症状以外，COPD 还合并肺外症状，其中体重下降、营养不良和骨骼肌功能障碍等常见。

1.呼吸障碍

由于肺气肿的病理改变，膈肌活动受限，患者在安静时也用肋间肌进行呼吸，甚至采用辅助呼吸肌，形成病理性呼吸模式，加重耗氧。

2.反复感染

由于细支气管长期炎症，黏液腺及纤毛受损，“黏液毯”功能丧失，排痰能力差，加上患者长期卧床，免疫力下降，容易造成反复感染。

3.肌力及运动耐力下降

由于劳力性呼吸困难而活动减少，使得呼吸系统及循环系统对运动的适应能力减退，上下肢出现失用性肌力减退，患者的肌力及运动耐力均有所下降。

四、康复治疗

康复治疗可以使进行性气流受限、严重呼吸困难而很少活动的患者改善活动能力，提高生活质量，是COPD一项重要的治疗措施。有研究发现，不同呼吸困难严重程度的COPD患者均能从康复治疗中受益。

（一）呼吸训练

1.呼吸模式

（1）缩唇呼气训练法：慢性阻塞性肺疾病（COPD）患者因为肺的弹性回缩力降低，小气道阻力升高，等压点向末梢小气道移动，呼气时小气道提早闭合，致使气体滞留在肺内，加重通气/血流值失调。缩唇呼吸可以增加气道外口段阻力，使等压点移向中央大气道，以防止气道早期闭合，达到减少残气量的目的，同时减少呼吸频率、每分通气量、降低二氧化碳水平，增加潮气量、升高动脉血氧分压和氧饱和度。其方法为经鼻腔吸气，呼气时将嘴缩紧，如吹口哨样，在4～6 s内将气体缓慢呼出。

（2）腹式呼吸训练法：也称膈式呼吸，其主要是靠腹肌和膈肌的收缩而进行的一种呼吸。COPD患者呼吸浅快，呼吸效率差，肺气肿使横膈活动减弱或固定，通气量减少，无效腔增加。深而缓的膈肌呼吸是呼吸阻力下降，潮气量增大，减少无效腔，气体分布均匀，使通气血流比例失调得到改善的有效方法。腹式呼吸训练关键在于协调膈肌和腹肌在呼吸运动中的活动。常用方法如下。

1）双手置上腹部法：患者取仰卧位或坐位，双手置于上腹部（剑突下、脐上方）。吸气时腹部缓缓隆起，双手加压作对抗练习，呼气时腹部下陷，两手随之下沉，在呼气末，稍用力加压，以增加腹内压，使横膈进一步抬高，如此反复练习，可增加膈肌活动。

2）两手分置胸腹法：患者取仰卧位或坐位，一手置于胸部（通常置于两乳间胸骨处），一手置于上腹部，呼气时腹部的手随之下沉，并稍加压，吸气时腹部对抗此加压的手，使之缓缓隆起。呼吸过程中胸部的手基本不动。此法可用以纠正不正确的腹式呼吸方法。

3）下胸季肋部布带束胸法：患者取坐位，用一宽布带交叉束于下胸季肋部，患者两手抓住布带两头，呼气时收紧布带（约束下胸廓，同时增高腹内压），吸气时对抗此加压的布带而扩展下胸部，同时徐徐放松束带，反复进行。

4）抬臀呼气法：患者取仰卧位，两足置于床架上，呼气时抬高臀部，利用腹内脏器的重量将膈肌向胸腔推压，迫使横膈上抬；吸气时还原，以增加潮气量。

（3）缓慢呼吸：这是与呼吸急促相对而言的缓慢呼吸。这一呼吸有助于减少解剖无效腔，提高肺泡通气量。因为当呼吸急促时，呼吸幅度必然较浅，潮气量变小，解剖无效腔所占的比值增加，肺泡通气量下降，而缓慢呼吸可纠正这一现象，但过度缓慢呼吸可增加呼吸功，反而增加耗氧，因此每分钟呼吸频率宜控制在10次左右。通常先呼气后吸气，呼吸方法同前。

2.呼吸肌训练

呼吸肌训练可以改善呼吸肌耐力，缓解呼吸困难症状，但它的必要性略逊于上、下肢训练。

（二）排痰训练

COPD患者有多年慢性支气管炎病史，每到冬春季节咳嗽、咳痰症状明显，出现急性加重，甚至肺部炎症，如不能及时有效地咳嗽、排痰，可导致病情的加重、肺部炎症的迁延不愈，甚至并发呼吸衰竭。因此要鼓励患者进行有效的咳嗽、咳痰。临床上，通常将咳嗽训练与体位的变动、胸部叩拍和雾化吸入联合使用，以保持呼吸道的清洁、通畅。

1.体位引流

主要利用重力促进各个肺段内积聚的分泌物排出，不同的病变部位采用不同的引流体位，目的是使此病变部位的肺段内积聚的分泌物向主支气管垂直引流排出。引流频率视分泌物多少而定，分泌物少者，每天上午、下午各引流 1 次，痰量多者宜每天引流 3～4 次，餐前引流为宜，每次引流一个部位，时间 5～10 min，如有多个部位需要引流，则总时间以 30～45 min 为宜，以免患者疲劳。

2.胸部叩击、震颤

有助于黏稠浓痰脱离支气管壁。其方法为治疗者手指并拢，掌心成杯状，运用腕部力量在引流部位胸壁上双手轮流叩击拍打 30～45 s，患者可自由呼吸。叩击拍打后手按住胸壁加压，治疗者整个上肢用力，此时嘱患者做深呼吸，在深呼气时做震颤振动，连续作 3～5 次，再叩击，如此重复 2～3 次，之后嘱患者咳嗽以排痰。

3.咳嗽训练

咳嗽是呼吸系统的防御机能之一，COPD 患者咳嗽机制受到损害，最大呼气流速下降，纤毛活动受损，由于痰液本身比较黏稠，因此更应当教会患者正确的咳嗽方法，以促进分泌物排出，减少反复感染的机会。

(1)先进行深吸气，以达到必要吸气容量。

(2)吸气后要有短暂闭气，以使气体在肺内最大分布，同时气管到肺泡的驱动压尽可能保持持久。

(3)关闭声门，当气体分布达到最大范围后再紧闭声门，以进一步增强气道中的压力。

(4)通过增加腹内压来增加胸腹腔内压，使呼气时产生高速气流。

(5)声门开放，当肺泡内压力明显增高时，突然将声门打开，即可形成由肺内冲出的高速气流，促使分泌物移动，并通过咳嗽排出体外。

(三)运动训练

运动训练是肺康复治疗的核心内容。在 COPD 的自然病程中，骨骼肌消耗且功能失调、心肺功能下降是患者活动能力和运动耐力逐渐下降的主要原因，严重影响与患者健康相关的生活质量(health-related quality of life，HRQL)。最近研究表明，重症 COPD 患者运动能力的下降比第 1 s 用力呼吸容积(FEV_1)的下降更明显。运动训练能提高肌肉细胞的有氧代谢和无氧代谢、增加训练肌肉的毛细血管密度、改善心肺系统协调工作的能力、显著提高 COPD 患者的最大吸氧量(VO_{2max})，从而改善呼吸困难，提高运动耐力和 HRQL。

1.COPD 患者康复治疗

按锻炼部位可分为以下 3 种。

(1)下肢肌肉锻炼：运动锻炼的主要组成部分，包括步行、跑步、爬楼梯、平板运动、骑功率自行车等。

(2)上肢肌肉训练：有助于增强辅助呼吸肌的力量和耐力，近年来也逐渐得到重视，训练方法包括上肢功率计法、举重物、扔球等。

(3)全身锻炼:如种花、扫地等,各种传统的体育锻炼(如游泳和康复操等),太极拳、太极剑是我国所特有的运动方式,不仅能调整患者呼吸比,还能缓解紧张、焦虑情绪,不失为全身锻炼的有效方法。但运动强度和效果均缺少量化标准,可比性差。

2.运动训练时间

肺康复治疗的效果是与运动训练时间成正比的,因此推荐 COPD 患者进行长期地运动康复训练。但关于运动训练应至少持续多长时间方能起效的观点不一。大多数 COPD 患者为了达到改善 HRQL 和提高运动耐力的目的,需要进行至少 8 周的肺康复治疗,且每周 3 次,每次 1 h。因此 COPD 患者应该将运动康复作为生活的一部分,积极地参与种花及力所能及的家务(如扫地),或积极地进行各项运动。

3.运动强度

运动强度是影响运动康复效果的重要因素,且两者存在正相关的剂量-效应关系。虽然低强度(低于最大运动量 30%)或高强度(高于最大运动量 60%)的运动训练都能增加患者的运动耐量,但高强度运动后训练肌肉中的氧化酶增加,运动能力明显提高,如血乳酸浓度、最高氧消耗量等也明显改善,因此获益更多。但高强度运动训练不适合于病情重、依从性较差的患者。因此,在运动强度的选择上应遵循个体化的原则,对于重度以上的患者应该渐进性地增加运动强度。

(四)理疗

(1)使用低频通电装置或体外膈肌反搏机,进行膈肌体外反搏呼吸。刺激电极位于颈胸锁乳突肌外侧,锁骨上 2～3 cm 处(膈神经部位),先用短时间低强度刺激,当确定刺激部位正确时,即可用脉冲波进行刺激治疗。每天治疗 1～2 次,每次 30～60 min。

(2)采用理疗手法辅助排痰,如超短波治疗、超声雾化治疗等有助于消炎、抗痉挛、利于排痰保护黏液毯和纤毛功能。超短波治疗的方法是应用无热量或微热量,每日一次,15～20 次为 1 个疗程;超声雾化治疗每次 20～30 min,每日一次,7～10 次为 1 个疗程。

(五)日常生活指导

1.营养疗法

COPD 患者在静息状态下处于高代谢状态,且长期营养摄入不足和营养成分吸收不完全导致存在不同程度的营养不良。长期的营养不良可引起 COPD 患者骨骼肌和呼吸肌功能障碍,营养不良患者的吸气肌肌力比营养正常的低 30%,因此对患者进行合理的营养支持十分重要。COPD 患者可以少食多餐,摄取足够的能量,适量增加鱼类、蛋白质和水果摄入量。另外,肥胖对呼吸功能也是有害的,增加的脂肪可增加呼吸系统做功,尤其在那些需要承载身体重量的活动中,如走路、跑步等,因此应当鼓励患者减肥。

2.心理行为矫正

COPD 症状长期反复可明显加重患者的心理负担,造成极大的精神伤害,多数患者因出现焦虑、抑郁等障碍而不配合肺康复及其他相关治疗。在临床工作中,我们应该按常规评价患者的心理障碍状况:对于轻度患者,可通过交流、诱导、启发、激励等心理支持帮助患者树立信心,变被动为主动;对于存在严重心理障碍的患者,应进行专业的心理治疗。住院患者进行集体的康复运动，有利于克服患者的心理障碍，主动配合康复治疗。在 COPD 患者出现焦虑、沮丧、不能正确对待疾病时可进一步加重患者的残障程度，因此对患者进行心理矫正及行为干预是非常必要的，指导患者学会放松肌肉、减小压力及控制惊慌可有助于减轻患者的呼吸困难及焦虑，另外家人、朋友的支持也必不可少。

五、功能结局

综合性的肺康复治疗可以改善 COPD 患者的呼吸困难症状，提高运动耐量及 HRQL。在对 COPD 患者行肺康复治疗时，应遵循早期、联合不同方法及个体化原则，因人而异地建立有计划的、切实可行的康复治疗方案。长期以来，由于许多 COPD 患者治疗观念相对滞后，对药物治疗依赖性强，忽视或者不能理解主动进行综合性肺康复治疗的重要性，导致 COPD 患者没有进行低成本、高疗效的肺康复治疗。因此，呼吸科医务人员应该积极鼓励 COPD 患者进行综合性肺康复治疗。

六、健康教育

COPD 患者的肺康复治疗是一项长期的工作，对患者进行合理有效的教育指导和管理非常重要。通过教育与管理可以提高患者及相关人员对 COPD 的认识和自身处理疾病的能力，提高患者对肺康复及其他治疗的依从性，减少反复加重，提高生活质量。教育的内容主要包括 COPD 的病理生理与临床基础知识，戒烟，肺康复的重要性，早期认识、预防和治疗急性加重等。

1.氧气的正确及安全使用

长期低流量吸氧（流量＜5 L/ min）可提高患者生活质量，使 COPD 患者的生存率提高 2 倍。在氧气使用过程中应防止火灾及爆炸，在吸氧过程中应禁止吸烟。

2.感冒的预防

COPD 患者易感冒，继发细菌感染后使支气管炎症状加重，可采用防感冒按摩、冷水洗脸、食醋熏蒸、增强体质等方法来预防感冒。

3.戒烟

烟是呼吸道最大的敌人，各种年龄及各期的 COPD 患者均应戒烟。戒烟有助于减少呼吸道黏液的分泌，降低感染的危险性，减轻支气管壁的炎症，使支气管扩张剂发挥更有效的作用。

第五章 代谢性疾病患者的康复

第一节 糖尿病患者的康复

一、概述

糖尿病是由遗传因素和环境因素共同作用引起的，以血糖升高为特征的代谢性疾病。其基本病理生理是绝对或相对胰岛素分泌不足和(或)作用缺陷。由此带来的长期碳水化合物、蛋白质、脂肪、水及电解质等代谢紊乱可引起多系统损害，导致心血管、脑血管、神经、眼、肾等组织器官慢性进行性病变、功能障碍及衰竭；感染或应激时可发生严重急性代谢紊乱，如糖尿病酮症酸中毒、高渗高血糖综合征。

目前，我国糖尿病患病人数处于快速增长阶段，中低阶层收入者糖尿病发病率高，且血糖控制现状也不容乐观。

(一)分型、病因

1.分型

按照世界卫生组织糖尿病专家委员会提出的分型标准，将糖尿病分为 4 型：1 型糖尿病、2 型糖尿病、妊娠糖尿病和其他特殊类型糖尿病。其中，1 型糖尿病、2 型糖尿病和妊娠糖尿病是临床常见类型。

2.病因

糖尿病的病因错综复杂，至今未有明确的阐述。不同类型的糖尿病的病因不相同，即使在同一类型中也存在着异质性。总体来说，糖尿病是由遗传因素、环境因素和生活方式改变相互作用所致。

(二)病理生理学特征

1 型糖尿病是指胰岛 B 细胞数量显著减少和消失所导致的胰岛素分泌显著下降或缺失。2 型糖尿病是指胰岛素调控葡萄糖代谢能力的下降(胰岛素抵抗)，伴随胰岛 B 细胞功能缺陷所导致的胰岛素分泌减少(或相对减少)。妊娠糖尿病是指葡萄糖不耐受可在妊娠期间发生并首次被识别，与妊娠后期代谢变化有关的胰岛素抵抗可增加胰岛素的需要量，并可能导致高血糖或葡萄糖耐量受损。特殊类型糖尿病是指由不同病因引起的胰岛素分泌受损的代谢性异常以及使葡萄糖耐量受损的多种情况。随着对糖尿病发病机制研究的不断深入，特殊类型糖尿病的种类会逐渐增加。

（三）临床表现

糖尿病是一种慢性进行性疾病，根据其自然进程史可分为无症状期和症状期两个阶段。1 型糖尿病，起病急，症状典型，多见于青少年；2 型糖尿病，起病缓慢，症状隐匿，常在 40 岁以后发病。

1.无症状期

常见于 2 型糖尿病患者，食欲好，体型胖，精神、体力均正常，平时不宜被发现，通常在体检或诊疗其他疾病时，通过尿检发现尿糖阳性；继而进一步检查，空腹血糖正常或高于正常，餐后 2 h 血糖高于正常，口服糖耐量试验显示糖耐量降低。

2.症状期

糖尿病典型症状是“三多一少”，多食、多饮、多尿、体重减轻。①多食：由于大量尿糖丢失，机体处于半饥饿状态，进而引起食欲亢进，食量增加。又因高血糖刺激胰岛素分泌，使患者易产生饥饿感，总有吃不饱的感觉，每天吃五六次饭，主食量达 1～1.5 kg，副食也比正常人明显增多，但仍不能满足食欲。②多饮：由于多尿，水分丢失过多，发生细胞内脱水，出现烦渴多饮，饮水量和饮水次数明显增多以补充水分。排尿量与饮水量呈正相关性。③多尿：由于血糖浓度增高，不能被充分利用，导致渗透性利尿而引起多尿。多表现为夜间尿量增多，达 3 000～5 000 mL，最高可达 10 000 mL 以上。排尿次数也增多，每 1～2 h 排尿一次甚至每昼夜多达 30 余次。④体重减轻：由于胰岛素不足，机体不能充分利用葡萄糖，进而使脂肪和蛋白质分解增加，出现乏力、体重减轻。⑤其他：可伴有皮肤瘙痒、四肢麻木、腰痛腹泻、性功能障碍等症状。

二、康复评定

糖尿病患者的康复评定主要包括生理功能评定、并发症评定、日常生活活动能力评定、心理状况评定。

1.生理功能评定

糖尿病生理功能评定包括生化指标测定和康复疗效评定两大部分。

（1）生化指标测定：目前，静脉血浆葡萄糖测定仍是糖尿病诊断的主要依据。根据静脉血浆葡萄糖在空腹及糖负荷后 2 h 不同状态下的数值参数，将糖代谢分为四类：正常血糖、空腹血糖受损、糖耐量降低、糖尿病。其中，空腹血糖受损和糖耐量降低也称糖尿病前期。现有研究证明，有效干预糖尿病前期可明显减少其转化为糖尿病的可能性。由于糖尿病前期一般无临床表现，故其受重视程度甚低。

（2）康复疗效评定：糖尿病康复治疗疗效的评定实际上与临床治疗疗效评价是一致的。糖尿病的控制目标（表 5-1），对判断糖尿病康复治疗的疗效具有较好的参考价值。

表 5-1　糖尿病的控制目标

血糖值	控制目标
空腹或餐前	4.0～7.0 mmol/L
餐后	5.0～10.0 mmol/L
睡前或凌晨	4.4～7.8 mmol/L

2.并发症的评定

(1)急性并发症。

1)糖尿病酮症酸中毒:这是最常见的糖尿病急性并发症。以高血糖、酮症和酸中毒为主要表现,是胰岛素不足和拮抗胰岛素激素过多共同作用所致的严重代谢紊乱综合征。

临床表现:早期“三多一少”症状加重;酸中毒失代偿后,疲乏、恶心、呕吐、嗜睡、呼吸深快、呼气中有烂苹果味;晚期可有不同程度意识障碍、昏迷。

实验室检查:尿糖强阳性、尿酮阳性,可有蛋白尿和管型尿。血糖浓度增高,一般为 16.7～33.3 mmol/L,有时可达 55.5 mmol/L 以上。血酮体升高,血酮体＞1.0 mmol/L 为高血酮,血酮体＞3.0 mmol/L 提示可有酸中毒。血清β-羟丁酸升高。

2)高渗高血糖综合征:糖尿病急性代谢紊乱的另一临床类型,以严重高血糖而无明显酮症酸中毒、血浆渗透压显著升高、脱水和意识障碍为特征。

临床表现:高渗高血糖综合征起病常比较隐匿。典型的高渗高血糖综合征主要有严重失水和神经系统症状体征。

实验室检查:尿比重较高。尿糖呈强阳性。尿酮阴性或弱阳性,常伴有蛋白尿和管型尿。血糖≥33.3 mmol/L;有效血浆渗透压≥320 mOSM/L;血清碳酸氢根≥18 mmol/L 或动脉血 pH≥7.30。

3)糖尿病乳酸性酸中毒:主要是体内无氧酵解的糖代谢产物乳酸大量堆积,导致高乳酸血症,进一步出现血 pH 降低。其发生率较低,但病死率很高。

临床表现:疲乏无力,厌食、恶心或呕吐,呼吸深大,嗜睡等。大多数有服用双胍类药物史。

实验室检查:明显酸中毒,但血、尿酮体不升高,血乳酸水平升高。

(2)慢性并发症。

1)糖尿病神经病变:是指在排除其他原因的情况下,糖尿病患者出现周围神经功能障碍相关的症状和(或)体征。临床分型有远端对称性多发性神经病变、近端运动神经病变、局灶性单神经病变(或称为单神经病变)、非对称性的多发局灶性神经病变、多发神经根病变、自主神经病变。其中远端对称性多发性神经病变(distal symmetric polyneuro-pathy,DSPN)是具有代表性的最常见的类型。

远端对称性多发性神经病变评定如下:明确的糖尿病病史;诊断糖尿病时或之后出现的神经病变;临床症状和体征与糖尿病周围神经病变的表现相符;有临床症状(疼痛、麻木、感觉异常等)者,5 项检查(踝反射、针刺痛觉、振动觉、压力觉、温度觉)中任 1 项异常;无临床症状者,5 项检查中任 2 项异常。

2)糖尿病肾病:糖尿病患者中有 20%～40%发生糖尿病肾病,是糖尿病患者肾功能衰竭的主要原因。早期糖尿病肾病的特征是尿中白蛋白排泄轻度增加(微量白蛋白尿),逐步进展至大量白蛋白尿和血清肌酐水平上升,最终发生肾功能衰竭,需要透析或肾移植。

2 型糖尿病患者在确诊糖尿病后每年均应做肾脏病变的筛查。通过检查尿常规,检测患者有无尿蛋白;通过检测血肌酐,来估算肾小球滤过率和评价慢性肾脏病的分期情况。

3)下肢血管病变:是指下肢动脉病变,糖尿病患者常累及股深动脉及胫前动脉等中小动脉。其主要病因是动脉粥样硬化,因此糖尿病患者下肢动脉病变通常是指下肢动脉粥样硬化病变

(lower extremity atherosclerotic disease，LEAD)。

对于50岁以上的糖尿病患者，应该常规进行下肢动脉粥样硬化病变筛查。伴有下肢动脉粥样硬化病变发病危险因素(如合并心脑血管病变、血脂异常、高血压、吸烟或糖尿病病程5年以上)的糖尿病患者应该每年至少筛查1次。对于有足溃疡、坏疽的糖尿病患者，不论其年龄，应该进行全面的动脉病变检查及评估。

4)糖尿病视网膜病变：糖尿病高度特异性的微血管并发症，其患病率与糖尿病病程及血糖控制情况相关，严格控制血糖可以预防和减缓该并发症的发生与发展。

糖尿病患者要注重眼底检查。无糖尿病视网膜病变的患者，1～2年进行一次检查；1型糖尿病患者，5年内需要散瞳进行眼底检查；2型糖尿病患者，应立即到眼科散瞳查眼底；妊娠期糖尿病患者，孕期不需进行眼底检查，但妊娠可加速1型或2型糖尿病视网膜病变的进程。

3.日常生活活动能力评定

糖尿病患者日常生活活动能力评定可采用改良Barthel指数评定表，高级日常生活活动能力(包括认知和社会交流能力)的评定可采用功能独立性评定量表。

4.心理状况评定

糖尿病患者心理障碍的发生率高达30%～50%，主要表现为抑郁症、焦虑症、恐惧症及强迫症等。可选择相应的量表进行测试评定，如汉密尔顿焦虑量表(Hamilton anxiety scale，HAMA)、汉密尔顿抑郁量表(Hamilton depression scale，HAMD)、简明精神病评定量表(brief psychiatric rating scale，BPRS)、症状自评量表(symptom checklist-90-R，SCL-90)等。

三、功能障碍

(一)视力障碍

合并白内障、青光眼及视网膜病变时出现视力降低，严重者失明。

(二)肾功能障碍

出现蛋白尿，慢性肾功能衰竭，严重危害生命，影响生活质量。

(三)心血管功能障碍

糖尿病合并高血压、冠心病、心血管功能减退。尤其是冠心病发病后，患者往往减少体力活动，其结果会降低心血管系统的适应能力，导致循环功能障碍。

(四)步行障碍

合并外周血管病变和糖尿病坏疽足，将影响患者的步行能力，因此而截肢者，更会造成步行障碍。

(五)心理功能障碍

糖尿病患者抑郁症患病率达50%，其中有4%左右是需要治疗的抑郁症。伴有抑郁症的糖尿病患者血糖不易得到满意控制，微血管和大血管并发症发生的风险可能高于普通糖尿病患者。有证据表明，抑郁、焦虑等负性情绪可加重糖尿病的病情，抗抑郁治疗可改善糖尿病抑郁症患者的抑郁状态。

(六)日常生活活动能力受限

当患者处于疾病初期，未出现并发症时，日常生活活动能力受限不明显或轻度受限，随着病情的延长及病情的发展，一旦机体出现慢性并发症，累及到心、脑、肾、眼、血管和神经等，出现多功能异常，则会严重影响患者的日常生活活动能力。

四、康复治疗

糖尿病康复治疗目标：控制高血糖，使其达到或接近正常水平；纠正代谢紊乱，减轻或消除各种症状；防治各种并发症的发生和发展，减少患者的致残率和病死率；保证儿童、青少年患者的正常生长发育及育龄期妇女的正常妊娠、分娩；改善糖尿病患者的生活质量，使其保持正常的心理状态。

糖尿病的康复治疗主要包括医学营养治疗、运动疗法、药物治疗、血糖监测、心理治疗、手术治疗。其中，医学营养治疗、运动疗法和药物治疗起直接作用，而血糖监测和心理治疗是保证这三种治疗方法正确发挥作用的必要手段。目前外科手术也逐步用于治疗糖尿病，主要适用于2型糖尿病伴重度肥胖的患者。

（一）医学营养治疗

医学营养治疗总原则：①吃、动平衡，合理用药，控制血糖，达到或维持健康体重。②主食定量，粗细搭配，全谷物、杂豆类占1/3。③多吃蔬菜，水果适量，种类、颜色要多样。④常吃鱼、禽，蛋类和畜肉适量，限制加工肉类。⑤奶类、豆类天天有，零食加餐合理选择。⑥清淡饮食，足量饮水，限制饮酒。⑦定时定量，细嚼慢咽，注意进餐顺序。⑧注重自我管理，定期接受个体化营养指导。具体方法如下。

1.制定每日摄入的总热量

首先按患者身高计算出理想体重，理想体重(kg)＝[身高(cm)－100]×0.9，然后根据理想体重和工作性质，参考原来的生活习惯等因素，计算每日所需的总热量。成人卧床休息状态下每日每千克理想体重给予热量105～126 kJ(25～30 kcal)，轻体力劳动者为126～146 kJ(30～35 kcal)，中度体力劳动者为146～167 kJ(35～40 kcal)，重体力劳动者为167 kJ(40 kcal)以上。青少年、孕妇、哺乳期妇女、营养不良和消瘦且伴有消耗性疾病者应酌情增加，肥胖者酌情减少。通过调整总热量的摄入量，使患者的体重逐渐控制在理想体重±5%范围内。

2.营养素的热量分配

根据患者的病情、饮食习惯、生活方式等调整营养素的热量分配，做到比例合理化和个体化。比较合理的饮食结构为：膳食中碳水化合物提供的热量应占总热量的50%～60%；脂肪提供的热量不超过饮食总热量的30%，不饱和脂肪酸是较好的膳食脂肪来源，在总脂肪摄入中的供能比宜达到10%～20%，多不饱和脂肪酸摄入不宜超过总能量摄入的10%，食物中胆固醇摄入量＜300 mg/d；肾功能正常的糖尿病患者，蛋白质的摄入量占总热量的10%～15%，有显性蛋白尿者蛋白质的摄入量宜限制在每日每千克体重0.8 g，肾小球滤过率下降者0.6 g，孕妇、哺乳期妇女、营养不良及有消耗性疾病者，可酌情加至1.5 g左右，个别可达2 g；膳食纤维每日摄入量，即14 g/1 000 kcal，豆类、富含纤维的谷物类、水果、蔬菜和全麦食物均为膳食纤维的良好来源。

3.制定食谱

每日总热量及营养素的组成确定后，根据各种食物的产热量确定食谱。每克碳水化合物和蛋白质均产热 16.8 kJ(4 kcal),每克脂肪产热 37.8 kJ(9 kcal)。根据生活习惯、病情和药物治疗的需要,可按每日三餐分配为 1/5、2/5、2/5 或 1/3、1/3、1/3;也可按四餐分配为 1/7、2/7、2/7、2/7。

4.其他

食盐摄入量限制在每日 6 g 以内,合并高血压患者应少于 3 g。糖尿病患者慎饮酒,应警惕酒精可能诱发的低血糖,避免空腹饮酒,女性每天饮酒的酒精量不超过 15 g,男性不超过 25 g(15 g 酒精相当于 450 mL 啤酒、150 mL 葡萄酒或 50 mL 低度白酒),每周不超过 2 次;糖尿病患者容易缺乏 B 族维生素、维生素 C、维生素 D 以及铬、锌、硒、镁、铁、锰等多种微量营养素,可根据营养评估结果适量补充。

(二)运动疗法

运动疗法的主要原则:①糖尿病运动疗法需掌握其适应证及禁忌证。②以中等强度、有氧运动为主,在每周至少 3 次、每次不低于 20 min 的基础上,强调多样性及趣味性。③运动处方进行个性化制定,做到因人而异。④需监测运动强度、运动实施状况、患者机体对运动的反应以及用药变化、运动后恢复期监测。⑤运动疗法计划的调整应遵循由少至多、由简至繁、有周期性、适度恢复的原则。⑥运动疗法应贯穿于糖尿病全过程。具体方法如下。

1.适应证和禁忌证

(1)适应证:轻度和中度的 2 型糖尿病患者,尤其是肥胖者。病情稳定的 1 型糖尿病患者,在正确指导下也可进行运动锻炼。

(2)禁忌证:①糖尿病酮症酸中毒。②空腹血糖>16.7 mmol/L。③糖尿病增殖性视网膜病。④肾病(Cr>1.768 mmol/L)。⑤严重心、脑血管疾病(不稳定型心绞痛、严重心率失常、短暂性脑缺血发作)。⑥合并急性感染。

2.运动前检查与评估

在给予糖尿病患者运动处方之前,首先要对接受处方的患者进行系统的身体检查,并了解其生活方式和运动习惯。然后根据各项检查结果,结合性别、年龄及运动经历做出运动处方,并对处方的执行做具体指导。

评估内容包括:①现在和过去的运动习惯(方式、频率、强度、持久力)。②目前对锻炼的积极性和主要障碍。③偏爱的体育运动项目。④关于锻炼风险和益处的看法。⑤心脏基本的风险因素(高血压、糖尿病、高血脂和 55 岁前患心脏病的家族史)。⑥因身体原因某些运动受限。⑦运动诱发的身体不适症状。⑧并发疾病(心脏、肺、骨骼肌肉、血管、精神方面等)。⑨对参与锻炼的社会支持。⑩时间和计划表的考虑。

3.运动处方

(1)运动方式:糖尿病患者选择运动方式应基于每个人的健康程度和平时的运动习惯。其中最有效的是有氧运动,即运用大肌群完成的持续或间歇性运动。主要包括步行、慢跑、自行车、游泳、跳绳、划船和爬楼梯等。运动方式的选择还取决于是否有相关的运动设施可供使用,如体育场馆、游泳池、健身中心等。

(2)运动强度:根据患者的目标量身制订,掌握合适的运动强度,是制订和执行运动处方的关键。对于有氧运动来说合理的强度应该是其最大摄氧量的 40%~70%,身体状况欠佳的患者应从 40%~50%开始。反映运动强度的生理指标包括运动时的心率、运动时摄氧量占最大摄氧量的百分数、运动时的代谢当量等。这些指标相互之间有着密切联系，但为了方便，常用心率作为标准。

临床上将能获得较好运动效果，并能确保安全的运动心率称为靶心率。靶心率最好通过运动试验确定，即取运动试验中最高心率的60%～80%作为靶心率，开始时宜从低运动强度开始，适应后逐步增至高限。如果无条件做运动试验，可通过以下公式获得：靶心率＝(220－年龄)×(60%～80%)或靶心率＝安静心率＋(最高心率－安静心率)×(60%～80%)。

(3)运动时机：糖尿病患者在按照运动处方建议的运动进行训练时应特别注意时机的选择。不要在注射胰岛素和(或)口服降糖药物发挥最大效应时做运动训练；1型糖尿病患者不要在空腹时进行运动等。为防止糖尿病患者发生运动性低血糖现象，建议患者在进行运动时，身上常备些快速补糖食品(如糖块、含糖饼干等)，以便及时补充糖分，预防低血糖出现昏迷。

(4)运动频率：合理的运动频率是每周3～7次，具体视运动量的大小而定。如果每次的运动量较大，可间隔1～2天，但不要超过3天，如果每次运动量较小且患者身体允许，则每天坚持运动1次最为理想。

4.注意事项

(1)在运动处方的实施过程中，每次训练课都应包括3个部分：①准备活动，常采取5～15 min强度小的有氧运动和伸展体操(慢走、徒手操、关节伸展等)，避免出现心血管、肺等内脏器官突然承受较大运动负荷而引起意外，预防肌肉、韧带、关节等运动器官的损失。②基本部分，是运动处方的主要内容，是达到康复目的主要途径，要按照规定实施。③整理活动，每次按运动处方进行锻炼时，都应安排5 min整理活动(散步、放松体操、自我按摩等)，避免出现因突然停止运动而引起的心血管系统、呼吸系统、自主神经系统症状(头晕、恶心、重力性休克等)。

(2)在运动处方的实施过程中，应注意对运动强度的监控，一般采用的方法有自觉疲劳程度分级(RPE)、靶心率等。

(3)在运动处方的实施过程中，应该对治疗性运动处方的实施进行医务监督。具体注意事项如下：①当空腹血糖过高(＞16.7 mmol/L)时，应待血糖控制后再开始运动。②在一个运动处方刚刚开始时，应监测患者运动前、运动中和运动后的血糖水平。③在运动开始前的30～60 min调节糖分的摄入，如血糖＜5.6 mmol/L应适当补充糖水或甜饮料。④避免在空腹或使用降糖药物60～90 min后进行运动，以防低血糖的发生。⑤避免在参与运动的骨骼肌部位注射胰岛素。⑥尽量避免晚上运动，以免增加夜间低血糖发生的危险，或者进行相应的饮食和用药调整。

(三)药物治疗

药物治疗主要包括口服降糖药和注射胰岛素。目前常用的口服降糖药物大致分为3类：促胰岛素分泌剂、胰岛素增敏剂和α-葡萄糖苷酶抑制剂。在这3类药物中促胰岛素分泌剂可引起低血糖，而后两类一般不引起低血糖。可根据病情选用一种或两种药物联合治疗。胰岛素分为短效胰岛素、中长效胰岛素和预混胰岛素，均在餐前30 min进行皮下注射；应根据病情选择合适的制剂和剂量，监测血糖，调整胰岛素用量。

(四)血糖监测

血糖监测已成为现代糖尿病治疗的重要组成部分，不仅成为医师调整治疗策略的依据，也在患者教育和自我管理、改变生活方式及降低低血糖和晚期并发症发生风险等方面发挥重要作用。毛细血管、组织间液甚至泪液中的葡萄糖都可成为监测对象;监测指标可反映该标本当时、连续3天或者2～3周或2～3个月平均血糖水平。

(五)心理治疗

糖尿病是一种慢性疾病,病程长,患者常会出现各种心理障碍,从而影响患者的情绪,不利于病情的稳定。因此,在治疗糖尿病的同时,必须重视心理康复治疗,减少各种不良心理刺激,并学会正确对待自身的疾病,树立信心,达到心理平衡,从而有利于控制糖尿病。常用的心理治疗方法有精神分析法、生物反馈疗法、音乐疗法等。

(六)手术治疗

研究表明,手术治疗可明显改善肥胖伴2型糖尿病患者的血糖水平,甚至可以使一些糖尿病患者的糖尿病症状缓解。此外,非糖尿病肥胖患者在接受手术治疗后发生糖尿病的风险也显著下降。因此,目前临床上逐步将手术治疗作为伴有肥胖的2型糖尿病患者的治疗方法之一,尤其对药物控制不理想的严重肥胖的2型糖尿病患者更有治疗价值。常用的手术方式有腹腔镜下可调节胃束带术和腹腔镜胃旁路术等。

五、糖尿病足的康复

根据WHO的定义,糖尿病足是由糖尿病引起的下肢远端神经异常和不同程度的周围血管病变,从而引起的足部感染、溃疡和(或)深部组织破坏的病变。糖尿病足是一种糖尿病慢性并发症,其患病率逐年增加,有数据显示我国糖尿病足溃疡年发生率为8.1%,截肢率为19.03%。截肢后预后极差,截肢患者5年死亡率可达50%以上,给患者和社会带来严重伤害和沉重的经济负担。糖尿病足溃疡按照病变性质可分为神经性溃疡、缺血性溃疡和混合性溃疡。

(一)糖尿病足的康复评定

1.神经监测

其目的是了解患者是否仍存在保护性感觉。①SWME检测:采用10 g尼龙丝检查法,检查结果不正常者可判定存在糖尿病神经病变,是发生足溃疡的高危人群。②表面痛觉检查:针刺足底9个不同部位和足背1个部位,2个以上部位无感觉表明痛觉显著丧失。③振动觉试验:利用音叉或Bio Thesiometer测定振动觉,检查位置是大拇指和内踝,不能感知音叉震动者即存在异常。Bio Thesiometer的功能与音叉类似,其探头与皮肤相接触(通常为大足趾),振动觉随电流的增大而增强。④其他:检查跟腱反射和膝反射亦是检查神经病变的方法。

2.皮肤温度检查

利用红外皮肤温度测定仪定量测量患者皮肤温度,评估患者足部对冷热温度的感知。一般认为患侧皮肤温度较对侧升高超过3℃,则提示存在感染。

3.压力测定

测定方法有MatScan系统、FootScan系统等,让受试者站在有多点压力敏感器的平板上或将含有感受器的薄膜置于鞋内,当患者行走时动态测定鞋内压力变化。压力以数字表达,传送至计算机后转换为不同颜色,例如红色表示压力最高区域,绿色表示压力最低区域。这一方法有助于进行步态分析,为足压力异常的矫正以及制作、选择合适的鞋袜提供依据。正常人足底压力分布由大到小依次为:第 2 跖骨>第 3 跖骨>第 1 趾>足跟>第 4 跖骨>第 1 跖骨>第 5 跖骨>第 2 趾>足弓>第 3~5 趾,两脚的足底压力参数和压力分布无明显差异。

4.周围血管检查

触及足背动脉和胫后动脉搏动了解足部大血管病变情况。动脉搏动消失往往提示患者存在严重病变,需要进行密切监测或深入检查。踝动脉-肱动脉血压比值(ankle brachial index,ABI)是反映下肢血压与血管状态的有效指标,1.0~1.4 为正常范围,0.7~0.9 为轻度缺血,0.5~0.7 为中度缺血,<0.5为重度缺血,重度缺血的患者容易发生下肢(趾)坏疽。正常情况下踝动脉收缩压稍高于或等于肱动脉,但如果踝动脉收缩压过高[例如>200 mmHg(1 mmHg=0.133 kPa)]或 ABI>1.4,则应高度怀疑患者有下肢动脉钙化,此时应该测定足趾血压。

5.经皮氧分压(transcutaneous oxygen pressure,$TcPO_2$)

其反映微循环状态及周围动脉的供血情况。采用热敏感探头置于足背皮肤,$TcPO_2$<30 mmHg提示周围血液供应不足,足部易发生溃疡,或已有溃疡难以愈合。$TcPO_2$<20 mmHg的患者足溃疡无愈合可能,需要进行血管外科手术,改善周围血液供应。若吸入 100%氧气后 $TcPO_2$提高 10 mmHg,则说明溃疡预后良好。

(二)糖尿病足的治疗

糖尿病足一般采用综合治疗,包括内科治疗、外科治疗和康复治疗 3 个方面。治疗前,首先要鉴别溃疡的性质是属于神经性溃疡、缺血性溃疡还是感染性溃疡,再采取不同的治疗方法。神经性溃疡主要治疗方法是减压,特别要注意患者的鞋袜是否合适。缺血性溃疡要重视改善下肢的血液供应,轻度、中度缺血的患者可以实行内科治疗,病变严重的患者可给予介入治疗或血管外科成形手术。对于合并感染的足溃疡,需定期去除感染和坏死组织,确保患者局部供血良好。根据创面的性质和渗出物的多少,选用合适的敷料,在细菌培养的基础上选择有效的抗生素进行治疗。

1.内科治疗

控制血糖、控制感染,用药物改善下肢循环等。

2.外科治疗

外科医生的及早介入有助于糖尿病足溃疡患者的保足保肢,包括动脉重建术、截肢术等。

3.康复治疗

改善下肢循环及治疗感染溃烂的创口和坏疽。

(1)改善下肢循环。

1)按摩治疗:自感染溃烂或坏疽部位以上用适当的力量做向心性推摩,10~12 min,1~2 次/天。有助于静脉血液和淋巴液回流,消退水肿。

2)运动治疗:①患者平卧,患肢伸直抬高 45°,做足趾的背伸跖屈活动 30 次,1~2 次/天。②患者平卧,患肢伸直抬高 45°,做踝关节的伸屈活动 30 次,1~2 次/天。③以患肢为左侧为例,患者平卧,身体左侧靠床沿,患肢伸直抬高 45°维持 2~3 min,最后平放于床上 2~3 min。如此重复 5~6 次,1~2 次/天。视病情轻重,患者可选做 1~2 节均可,持之以恒,会有效果。

3)正负压治疗:正负压治疗需借助一个正负压治疗仪来进行。将患肢放入一个有机玻璃舱内,然后用电脑控制,注入或吸出空气,使压强在-6.8~+3.4 kPa 之间交替进行,每相均维持

30 s,每次 1 h,1 次/天。其治疗原理是,负相阶段下肢动脉灌注非常快而充分,正相阶段静脉血液和淋巴液回流非常快而充分。反复进行,下肢的血液循环可得到被动的有效加强。另外,在负相阶段,透过玻璃舱可看到感染深而积脓患足的脓液被吸引出来,以利于引流。经临床实践,在上述压强范围内,未发生脓毒血症或菌血症。

(2)感染溃烂创口和坏疽的处理:①对感染溃烂的创口最好进行旋涡浴治疗,视创口的大小、脓液的多少,每天治疗 1～2 次,每次 30 min。其作用是将创口的脓、血、痂和腐烂组织清除干净,大大减少创面的细菌数量。②清创,糖尿病足的清创可采用蚕食的方式,每隔 1～2 天清创一次,把坏死、腐烂的组织剪去。当创面有肉芽组织形成时,应尽量撕去创面周边的痂皮,使创面周边皮肤生发层细胞匍匐地向中央爬行生长。

(三)糖尿病足的预防

积极控制糖尿病,严格控制高血糖,同时需严格控制高血脂及各种导致动脉粥样硬化的因素。糖尿病患者应定期进行足部检查,至少每年进行 1 次,对高危患者足部检查应 3～6 个月进行一次。保持足部卫生,每天用温水洗脚,但避免热水烫伤;鞋袜要清洁、宽松、柔软、合脚,通气要良好。第一次穿新鞋要试走 1～2 min,以判断是否合脚;不宜赤脚行走和穿拖鞋外出。自行用刀片剪修胼胝要小心,不要削得太深,避免出血而引起感染;使用鸡眼膏要注意,因其是腐蚀性药物,腐蚀过深易引发感染。适当运动,戒烟。足部有畸形或其他足病时,要及时到足科或骨科就医,以获得科学专业的治疗。

六、功能结局

糖尿病可引起视力障碍、肾功能障碍、心血管功能障碍、步行障碍、心理功能障碍及日常生活活动能力受限。当患者处于疾病初期,未出现并发症时,日常生活活动能力受限不明显或轻度受限,随着病情的延长及病情的发展,一旦机体出现慢性并发症,累及到心、脑、肾、眼、血管和神经等时,糖尿病的控制除药物治疗外,还需要对血糖和其他心血管危险因素进行监测,以了解控制是否达标,并根据控制目标调整治疗。此外,由于糖尿病是一种终身性疾病,患者的行为和自我管理能力也是糖尿病控制是否成功的关键。

七、健康教育

健康教育被公认为治疗成败的关键。良好的健康教育可充分调动患者的主观能动性,积极配合治疗,有利于疾病控制,防止各种并发症的发生和发展,降低经济负担,使患者和国家均受益。

1.教育管理的目标和形式

每位糖尿病患者一旦诊断,应立即接受糖尿病教育,教育的目标是使患者充分认识糖尿病并掌握糖尿病的自我管理能力。糖尿病教育可以是大课堂式、小组式或个体化,内容包括饮食、运动、血糖监测和自我管理能力的指导,小组式或个体化形式的针对性更强。这样的教育和指导应该是长期和随时随地进行的,特别是当血糖控制较差需调整治疗方案或因出现并发症需进行胰岛素治疗时,具体的教育和指导是必不可少的。教育应尽可能地标准化和结构化,为患者提供优质和连续的教育。为患者提供的教育项目最好应获得认证并定期进行项目评估和审计。

2.教育管理的落实

每个糖尿病管理单位应有 1 名受过专门培训的糖尿病教育护士，设专职糖尿病教育者的岗位，以保证教育的质量。最好的糖尿病管理模式是团队式管理，糖尿病管理团队的主要成员应包括：执业医师[普通医师和(或)专科医师]、糖尿病教员(教育护士)、营养师、运动康复师、患者及其家属。必要时还可增加眼科、心血管、肾病、血管外科、产科、足病和心理学医师。

3.糖尿病教育的内容

具体包括：①糖尿病的自然进程、糖尿病的临床表现、糖尿病的危害及如何防治急性、慢性的并发症。②个体化的治疗目标、个体化的生活方式干预措施和饮食计划。③规律运动和运动处方。④饮食、运动、口服药、胰岛素治疗及规范的胰岛素注射技术。⑤自我血糖监测和尿糖监测(当血糖监测无法实施时)，血糖测定结果的意义和应采取的干预措施。⑥自我血糖监测、尿糖监测和胰岛素注射等具体操作技巧。⑦口腔护理、足部护理、皮肤护理的具体技巧。⑧特殊情况应对措施(如疾病、低血糖、应激和手术)。⑨糖尿病妇女受孕必须有计划并全程监护。⑩糖尿病患者的社会心理适应。

第二节　肥胖症患者的康复

一、概述

肥胖症是指当机体摄入热量多于消耗热量时，多余热量以脂肪形式贮存在体内，其量逐渐超过正常生理需要，且达到一定值时演变成的一组常见的代谢综合征。大量的研究表明，青少年时期的肥胖在成年后容易并发 2 型糖尿病。成年肥胖者普遍存在高甘油三酯血症和高胆固醇血症、低密度脂蛋白升高、合并高血压比例升高等症状，由此可见肥胖是威胁人类健康的重要因素，肥胖症的防治工作成为刻不容缓的任务。

(一)病因

研究结果显示，肥胖症的发病原因有内因和外因两大类：内因是指内分泌代谢紊乱引起肥胖症；外因以过量饮食、运动不足为主。除此之外，遗传、精神、文化差异等因素也与其有关。

1.遗传

肥胖症与其他疾病相同，也是受基因因素和环境因素共同影响，流行病学调查发现，父母均是肥胖症者，其子女发生肥胖的概率高达 80%，而父母均不是肥胖症者，子女发生肥胖的概率仅 10%。同时将孪生兄弟安置在相同或不同环境中生活，发现孪生兄弟虽然生活在不同环境下，但同样发生肥胖，说明肥胖症有明显的遗传倾向。

2.过量饮食

饮食结构不合理，摄入高热量的快餐类食物是人和动物肥胖的基本要素，膳食量的大小、进食次数和速度均与肥胖直接相关。当机体摄入的热量多于当天消耗热量时，多余的热量将以脂肪的形式贮存起来，日积月累肥胖症就形成了。物质生活的提高，膳食量的增加，尤其是快餐类食物和高能量饮料摄入比例的增加，均是导致肥胖症发生的因素。

3.运动不足

普遍认为运动不足比过量饮食更易引发肥胖症。随着科学技术水平的提高和经济条件的改善，人们的体力活动明显下降，体力活动量减少的同时空闲时间增加，大多数人在空闲时间里静止不动，使本应该消耗能量的时间变成了进食堆积能量的时间，导致肥胖症的发生。

4.生理和精神因素

饮食过量或不足，体内的自主神经会自动进行控制，当精神压力过大时，体内自主神经功能失常则不能控制食物摄入量，导致饮食过量，热量被贮存在体内发生肥胖症。

5.其他

除了上述 4 种导致肥胖症的常见原因外，还有其他，如甲状腺机能减退、颅脑损伤、胰岛腺肿瘤等病理原因可以导致肥胖症的发生。

（二）分类

1.单纯性肥胖

(1)体质性肥胖：多为幼年起病，营养过剩，脂肪分布于全身，脂肪细胞数量增多和脂肪细胞体积增大。

(2)获得性肥胖：多为成年起病，营养过剩加运动不足，脂肪分布于四肢，脂肪细胞体积增大。

2.继发性肥胖

(1)肝型(代谢紊乱型)：主要是肝脏代谢系统出了问题，血糖无法正常调控，蛋白质、脂肪、碳水化合物的正常代谢紊乱。

(2)内分泌型：主要是机体内分泌系统失调造成代谢紊乱，体内激素水平不均衡，如雌激素和孕激素失衡，或甲状腺分泌功能异常等。

(3)水肿型(水液代谢不良型)：主要是机体组织内水分排泄途径和排泄过程出现障碍，或有时容易排泄过度，或有时水液潴留形成肢端末梢凹陷性水肿，此型和内分泌型、肝型往往复合发生。

(4)体虚型(营养不均型)：主要是机体饮食结构不均衡，营养摄入失衡。能量元素供给不足、正常或过量，但摄入的促进代谢的营养素数量都远少于能源代谢的需求，产生了相对或绝对的能量过剩，则造成脂肪过度堆积。此型患者往往体质比较虚弱。

(5)中枢型：主要是机体强迫增加进食以弥补纠正体内生化代谢紊乱。这一类型往往有特殊的病史，如戒烟或戒毒后因出现戒断反应，或因为抑郁症等精神系统及心理疾病而引起。

3.先天性肥胖

先天性肥胖表现在基因检测存在肥胖基因，因父母为肥胖人群而遗传来的肥胖分型，这类人群体内往往继承了父代、母代的低瘦素水平而致肥胖。

（三）临床表现

1.一般表现

单纯性肥胖可见于任何年龄，体质性肥胖多起病于幼年，获得性肥胖多起病于成年后 20～25 岁，脂肪堆积呈全身分布。临床女性以 40～50 岁中壮年为主，成年肥胖症者中约一半有幼年肥胖史。男性肥胖症患者脂肪堆积以颈部、躯干和头面部为主，女性则以腹肌、胸肌、臀部为主。

轻度、中度原发性肥胖症患者除体貌特征变化外，多无任何自觉症状，重度肥胖症患者多有怕热、运动呼吸急促、心悸、打鼾、便秘、月经失调等症状。此外还可有高血压、糖尿病及其他合并心血管、呼吸、代谢、内分泌等功能障碍。

2.合并症

（1）心血管系统：肥胖是发生心血管疾病（cardiovascular disease，CVD）的重要危险因素。其可通过相关疾病（2 型糖尿病、高血压、脂代谢紊乱等）影响心血管系统，还可直接影响心脏的结构和功能。肥胖发生时基础代谢率加大，心排血量增加，这种增加不是通过提高心率，而是通过增加每搏输出量来实现的，长期的高心排血量状态导致心脏负荷加重，影响心脏功能。向心性肥胖导致内脏脂肪代谢紊乱，炎症因子（TNF-α、白细胞介素 6 和血管活性物质）分泌增多直接作用于心血管系统，造成心血管系统损害。

（2）呼吸系统：体重的增加，使大量脂肪组织沉积在胸廓和腹部，导致肺的静态顺应性下降。肥胖症患者用通气驱动来代偿顺应性下降，当驱动增强到一定程度尚不能代偿顺应性下降时（即驱动相对减弱）便出现通气功能不足影响呼吸功能。临床主要变现为不能平卧、心悸、口唇发绀、水肿、呼吸困难等症状，重度肥胖症患者可出现窒息、猝死。

（3）糖、脂质代谢系统：肥胖症患者脂代谢活跃，糖代谢受限，易形成胰岛素抵抗，伴胰岛素抵抗的高胰岛素血症，表现为糖耐量异常，严重者发展为糖尿病。脂质代谢紊乱可引发患者出现高三酰甘油血症、高胆固醇血症及低高密度脂蛋白胆固醇血症等。

（4）内分泌系统：肥胖可通过雄激素过多、伴胰岛素抵抗的高胰岛素血症、高瘦素水平等代谢紊乱损害女性的生育能力，使不育症的发病率增加，成年女性可出现月经紊乱或闭经。肥胖还可导致生长激素释放减少，使肥胖儿童出现体格生长发育不充分等症状。

二、功能障碍

（一）运动功能障碍

肥胖症患者由于体重增加，双下肢负重增加，常见合并下肢膝关节、踝关节的骨性关节炎发作，加之心肺功能障碍，严重影响其运动功能，常表现为步态不稳，平衡、协调能力下降等。

（二）日常生活活动障碍

中度、重度肥胖症患者由于其运动功能、心肺功能均较差，导致日常生活活动障碍，常表现在转移、洗漱、如厕、穿脱衣等方面。

（三）社会功能障碍

肥胖症不仅影响到患者的社会交往、人际关系的建立和社区活动的参与，还会影响患者的择业与就业，重度肥胖症患者不仅因日常生活活动能力受限影响生活质量，甚至会丧失劳动能力与就业机会。

（四）心理障碍

肥胖症患者常伴有各种消极的心理状态，如自卑、焦虑、悲观、抑郁等不良心态，这些心理负担可导致患者出现失眠、沟通障碍、头痛等症状。

三、康复评定

肥胖症的康复评定内容包括标准体重、体重指数、腰臀比、体脂肪率等。

(一)体重指数

体重指数(BMI),是目前国际上常用的衡量人体胖瘦程度以及是否健康的一个标准。主要用于统计用途,当我们需要比较及分析一个人的体重对于不同高度的人所带来的健康影响时,BMI值是一个中立而可靠的指标。具体计算方法是体重(kg)除以身高(m)的平方,BMI=体重/身高的平方(kg/m^2)。依据世界卫生组织(WHO)公布的标准:BMI值18.5~24.9 kg/m^2为正常,BMI≥25 kg/m^2为超重,BMI≥30 kg/m^2为肥胖。我国常用的BMI标准:BMI值18.5~23.9 kg/m^2为正常,BMI≥24 kg/m^2为超重,BMI≥28 kg/m^2为肥胖。

(二)腰臀比

1.腰围

腰围是反映脂肪总量和脂肪分布结构的综合指标。具体测量方法:患者取站立位,两脚自然分开25~30 cm,取第12肋下缘与髂前上棘连线中点为测量位置,皮尺要紧贴皮肤,但不能压迫软组织,读数精确到0.1 cm。根据世界卫生组织标准,男性≥94 cm、女性≥80 cm诊断为肥胖;我国的诊断标准是男性≥85 cm、女性≥80 cm为肥胖。

2.腰臀比(waist-to-hip ratio,WHR)

腰臀比是腰围和臀围的比值,是判定向心性肥胖的重要指标。臀围具体测量方法:患者取站立位,两脚自然分开25~30 cm,皮尺环绕臀部取最高点计数。根据世界卫生组织标准:男性WHR≥1.0、女性WHR≥0.85诊断为向心性肥胖,我国的诊断标准:男性WHR≥0.9、女性WHR≥0.85诊断为向心性肥胖。

(三)体脂肪率

体脂肪率是指人体脂肪含量占总体重的百分比,体脂肪率的监测结合BMI得出的肥胖诊断结果最客观,是衡量人体肥胖程度的常用方法之一。常用方法有间接测量法和直接测量法,诊断标准:男性>25%、女性>33%为肥胖。

1.间接测量法

该方法采用公式进行计算,体脂肪率(%)=1.2×BMI+0.23×年龄(岁)-5.4-10.8×性别(男=1,女=0)。

2.直接测量法

该方法包括密度测量法、皮肤褶皱厚度测量法和生物电阻测量法。

(1)密度测量法:测量患者水下体重的方法,该方法需要特殊设备,结果易受肺残气量、腹腔内气体及体液总量的影响。该方法数据精准,但费用高。

(2)皮肤褶皱厚度测量法:测量肱三头肌肌腹、肩胛下角下方5 cm处皮下脂肪厚度的方法,两处相加数值即可作为诊断依据。诊断标准:男性>4 cm、女性>5 cm为肥胖。该方法简单,但精确度差。

(3)生物电阻测量法:该方法与BMI相比并没有显著的优势,因此使用不多。

四、康复治疗

肥胖症患者的康复治疗主要以增加热量消耗，减少热量摄入为基础，强调行为、饮食、运动相结合的综合治疗，必要时可行手术或药物治疗。

(一)饮食疗法

饮食疗法是通过限制能量的摄入，动员体内贮存能量释放，减少脂肪贮存量，达到减重目的的方法。该方法是肥胖症患者康复治疗的基础，贵在长期坚持，科学饮食、改变不良生活习惯、配合适当运动方能达到预期目的。

1.饮食限制疗法

该方法适合于超重和轻度肥胖症患者，主要是控制患者总热量的摄入。控制摄入总热量在1 200～1 800 kcal之间，可采用高蛋白质、低脂肪、低糖类饮食，或高糖类、低蛋白质、低脂肪饮食。应注意的是蛋白质供能应控制在总热量的40%～50%，脂肪供能应控制在总热量的25%～30%，低糖类供能应控制在总热量的20%～25%。以上两种方案中第一种方案热量低，但有生酮作用，会出现体重降低的假现象。第二种方案强调水果、蔬菜、谷类，不用奶制品、砂糖，用低钠、铁、必需脂肪酸和脂溶性维生素，该方法脂肪含量低、热量低且蛋白质充足，是临床常用的饮食方案之一。

2.低热量饮食疗法

该方法适合于中度肥胖症患者，每日总热量控制在600～1 200 kcal之间。饮食中应给予高生物价蛋白质，蛋白质比例控制在25%、糖类20%、脂肪20%。该饮食方法保证了常量元素和微量元素的供给，且具有抗生酮作用。患者易于接受，可在长时间内达到减重效果。

3.超低热量饮食疗法

该方法仅适合于重度肥胖症和低热量饮食控制无效的肥胖症患者，在保证人体所必需的蛋白质、微量元素、维生素外，每日总热量摄入量控制在600 kcal以内，多采用胶原作为蛋白质成分。此方法通常减肥效果明显，减肥幅度大，早期效果好，随着时间的延续效果会减弱，反弹严重。

4.绝食疗法

该方法适用于重度肥胖症患者，或低热量饮食结合运动干预无效的肥胖症患者，一般采取间歇绝食或完全绝食，这种方法有一定的危险性，因此应用很少。

(二)运动疗法

饮食疗法对轻度或超重肥胖症患者减肥效果显著，中度、重度肥胖症患者需在控制饮食的基础上配合运动锻炼。运动减肥的效果已经得到科学证实，也越来越受到人们的重视，但是在运动过程中一定要注意科学健身，合理饮食，避免因运动不当造成二次损伤或增加心血管发病风险，运动处方是专业人员对肥胖症患者制订的科学的运动内容和运动量的处方，是有目的、有计划、科学锻炼的一种方式。运动处方的内容包括运动类型、运动强度、运动时间及频率、注意事项等。

1.运动类型

以大肌群参与的动力型、节律性的有氧运动为主，易于接受的运动形式有跑步、徒步、快走、健身操、自行车、游泳等，有助于维持能量的平衡，长期坚持下去可以保持体重避免反弹，有利于提高患者的心肺功能。其中游泳运动是最适合肥胖症患者的运动，但往往受场地限制，不利于坚持。力量训练可以起到塑形，增强肌肉力量的作用，因此建议有氧运动结合力量训练，两者结合既可以促进健康，又可以起到健美的作用。

2.运动强度

运动强度是运动处方中的重要内容，是运动处方安全性和有效性的评定标准。运动强度可以用靶心率、代谢当量（METs）、最大吸氧量（VO_{2max}）来表示。

3.运动时间及频率

不同的运动项目、运动强度所选取的运动时间和频率不同，低强度有氧运动项目的运动时间多为 10～15 min，运动频率 3～4 次/周；中强度耐力训练时间多为 30 min，运动频率 4～5 次/周；高强度间歇性训练时间多为 2～5 min，3～6 组，每组间隔 1～2 min，间隔可以休息，运动频率 4～5 次/周。

4.注意事项

每一个完整的运动处方，必须包含运动注意事项，主要说明运动的安全问题，肥胖症患者在运动康复过程中要注意以下几点。①运动训练要循序渐进，不能急于求成，不能超过身体的负荷。②运动过程中随时观察患者的反应，出现不良反应应立即停止运动。③要做好充分的准备工作，避免发生运动性损伤和心血管意外。④选择适合的运动项目，要注意营养的供给。

五、健康教育

1.疾病预防

鼓励患者合理饮食，坚持体育锻炼，采取健康的生活方式，维持体重在正常范围内，尤其是有肥胖史、家族史的儿童，产后及绝经期妇女，中年男性或疾病恢复期等人群，应注意早发现、早干预、早指导，积极预防和控制肥胖症的发生、发展，达到健康教育的目的。

2.疾病知识普及

向患者讲解肥胖症对健康的影响及危害，全面了解肥胖症与心血管疾病、糖尿病等的关系，让患者认识到减肥的重要性。实施饮食疗法时强调不要采用饥一顿饱一顿的方法，应尽量减少甜食、热量及脂肪摄入。在制订运动量、运动强度和项目类型时，应注意个体化原则。

3.其他

要指导患者每天进行自我监督，并记录饮食和运动情况，尽量每天进行体重测量，理解肥胖症患者，鼓励他们战胜疾病，克服恐惧心理。

第六章 骨关节系统疾病患者的康复

第一节 骨折后患者的康复

一、概述

骨折是指骨的完整性和连续性被部分或完全中断，既包括骨块的完全断裂，也包括骨折线很小的裂纹骨折，有的骨折线在X线片上需用放大镜才能发现。骨折常为直接或间接暴力、肌肉强力收缩或过度疲劳所致。此外，在患有某些骨骼疾病（如骨髓炎、骨肿瘤、骨质疏松症等）时，轻微外力也可导致骨折。老年人、绝经后女性、骨质疏松患者和儿童都是发生骨折的高危人群。

（一）一般临床表现

骨折的临床表现因其发生的部位、损伤程度和是否合并重要器官损伤而有较大差别，如颅骨凹陷骨折，虽然范围不大，但可以导致颅脑损伤。骨盆骨折、股骨骨折及多发性骨折可因大量出血、剧烈疼痛导致休克。严重的开放性骨折或并发胸部、腹部或骨盆内重要脏器损伤时也会引起休克。四肢骨折局部的主要表现为肿胀、疼痛、压痛和轴向叩痛、摩擦音，严重时有畸形和功能障碍。

1.骨折的专有体征

(1)畸形：骨折段移位，使患肢外形发生改变。

(2)异常活动：骨折后，在肢体非关节部位出现不正常的活动。

(3)骨擦音或骨擦感：骨折后，骨折端相互摩擦时可产生摩擦音或摩擦感。

具有以上3种体征之一者，即可诊断为骨折。X线片检查是临床诊断骨折的重要依据。

2.骨折早期可能会出现的并发症

(1)休克：休克是严重创伤、大出血或重要脏器损伤所致。

(2)脂肪栓塞综合征：脂肪栓塞综合征发生于成人，若骨折处骨髓腔内张力过大，骨髓被破坏，脂肪滴进入破坏的静脉窦内，可引起肺、脑脂肪栓塞。

(3)内脏器官损伤：肋骨骨折可能合并肋间血管或肺组织损伤，导致气胸、血胸或血气胸，引起严重的呼吸困难；骶尾骨骨折可刺破直肠，出现下腹部疼痛和直肠内出血。

(4)重要血管损伤：重要血管损伤多见于肱动脉、腘动脉、胫前或胫后动脉。

(5)周围神经损伤：如肱骨中、下 1/3 交界处骨折极易损伤桡神经，腓骨颈骨骨折易损伤腓总神经。

(6)脊髓损伤：脊髓损伤多见于脊柱颈段和胸腰段的骨折和(或)脱位，出现损伤平面以下的截瘫。

(7)骨-筋膜室综合征：骨-筋膜室综合征是由骨、骨间膜、肌间隔和深筋膜形成的骨筋膜室内的压力增高所致。若不及时处理，增高的压力会使小动脉关闭，形成肢体缺血—水肿—缺血的恶性循环，导致缺血性肌痉挛甚至坏疽。

3.骨折晚期可能会出现的并发症

(1)压疮：严重创伤骨折患者，因长期卧床，身体骨突部位受压，局部血液循环障碍，易形成压疮，多见于骶部、髋部及足跟等部位。

(2)下肢深静脉血栓形成：下肢深静脉血栓多见于骨盆骨折或下肢骨折。因长时间制动，下肢静脉血回流缓慢，加上创伤所致血液高凝状态，易形成血栓。

(3)坠积性肺炎：坠积性肺炎主要发生于骨折后长期卧床不起的患者，特别是老年人、体弱者或伴有慢性病的患者，有时可危及患者生命。

(4)感染：开放性骨折，当污染较重或伴有皮肤及软组织严重损伤者，可能发生感染。处理不当可导致化脓性骨髓炎。

(5)损伤性骨化：损伤性骨化又称为骨化性肌炎，是因关节周围发生骨折、脱位或扭伤，形成骨膜下血肿。若处理不当，血肿扩大、机化，在关节周围组织内广泛骨化，造成严重的关节功能障碍。多见于肘关节。

(6)关节僵硬：关节僵硬是骨折后和关节损伤制动后最常见的并发症。

(7)急性骨萎缩：急性骨萎缩好发于手、足骨折后，是一种因损伤导致关节附近的疼痛性骨质疏松症，又称为反射性交感神经性骨营养不良。其典型症状是疼痛和血管舒张功能紊乱，疼痛与损伤程度不一致，且局部可有烧灼感。

(8)缺血性骨坏死：缺血性骨坏死常见于手肘骨折后，近端骨折缺血性坏死，股骨颈骨骨折后股骨头缺血性坏死。

(9)缺血性肌痉挛：缺血性肌痉挛是骨筋膜室综合征处理不当的严重后果，一旦发生，常致严重的功能丧失。典型的畸形是“爪形手”。

(10)创伤性关节炎：关节内骨折及关节面未能准确复位时，骨愈合后关节面不平滑，容易导致关节磨损而引起骨关节炎。

(二)骨折的愈合

1.骨折的愈合过程

骨折愈合是一个复杂的过程，为了叙述方便将骨折愈合分为 4 个时期，实际上各阶段之间紧密联系，互相交错，是不能分开的。

(1)血肿机化期又称肉芽组织修复期(骨折后 2～3 周内完成)：骨折局部出现的创伤性反应，形成血肿，来自骨外膜、髓腔和周围软组织的新生血管伸入血肿，大量间质细胞增生分化，血肿被吸收、机化而演变为肉芽组织。

(2)原始骨痂形成期(在骨折后 6～10 周内完成)：骨折后的新骨形成，开始于骨折后 1 周或

10 天，至少要延续到骨愈合完成之后。骨折区损伤组织刺激细胞增生形成骨痂。骨折断端附近的外骨膜增生，新生血管长入其深层，开始膜内骨化，髓腔内的内骨膜也同时产生新骨，但较慢；而填充于骨折断端间和剥离的骨膜下，由血肿机化而形成的纤维组织大部分转变为软骨，经增生、变性成骨，即软骨内骨化。

(3)骨痂成熟期(这一阶段在骨折后 8～12 周内完成)：新生的骨小梁渐增，排列渐趋规则，骨折端的坏死骨部分经过血管、成骨细胞和破骨细胞的侵入，完成清除死骨和替代过程。由膜内和软骨内骨化形成的骨痂逐渐被破骨细胞清除，被板状骨替代，即由原始的骨痂改建为有力的板状骨。此期又称为临床愈合期。

(4)塑形期(这一过程在骨折后 2～4 年内完成)：骨的塑形主要受应力的影响，使骨折愈合处塑造结实，髓腔再通，骨髓组织恢复，骨折线消失，恢复以前的正常结构，是成骨细胞和破骨细胞共同活动的结果。

2.影响骨折愈合的因素

(1)全身因素：影响骨折愈合的因素包括年龄、活动状况、营养状态、内分泌因素、疾病(如糖尿病、贫血、神经系统疾病等)、维生素缺乏(维生素 A、维生素 C、维生素 D 和维生素 K)、药物[如非甾体抗炎药(nonsteroidal anti-inflammatory drug，NSAIDs)]、抗凝剂、第八因子、钙通道阻滞剂、其他物质(如尼古丁、酒精等)、环境温度等。

(2)局部因素：①与损伤、治疗或并发症无关的因素，如骨的类型、骨的异常(如坏死、感染、肿瘤和其他病变等)和失神经支配。②与损伤有关的因素，如局部损坏程度、骨折段或软组织的血液供应破坏范围及损伤的严重程度、骨折类型及部位、骨缺损、软组织嵌入或局部生长因子。③与治疗有关的因素，如手术、固定的种类、治疗的时机等。④与并发症有关的因素，如感染、静脉淤血、金属过敏反应等。

4.骨折临床愈合标准

(1)局部无压痛及纵向叩击痛。

(2)局部无异常活动：如在下肢膝关节正常屈伸活动，这属于正常活动，在小腿如果发生屈伸的活动，说明它是一种反常的活动，局部形成了假关节，或者有骨折现象，这就叫作反常活动。

(3)X 线片显示骨折线模糊，有连续性骨痂通过骨折线。

(4)拆除外固定器材后，伤肢能满足以下要求：上肢能向前平举 1 kg 重物持续 1 min，下肢不扶拐能在平地连续步行 3 min，并不少于 30 步。

(5)最后一次复位后，连续观察骨折处 2 周，骨折处不变形。

二、康复评定

1.骨折情况

注意骨折对位对线、骨痂形成情况，是否存在延迟愈合或未愈合、假关节形成、畸形愈合等愈合不良情况，注意有无感染、血管神经损伤、骨化肌炎等并发症。

2.肌力评定

肌肉对废用十分敏感，肢体制动后肌肉的失用性萎缩很快发生，肌肉力量下降。肌力检查是判断肌肉功能状态的重要指标。多用徒手肌力检查法(manual muscle testing，MMT)评定。

3.关节活动度测定

当骨折累及关节面时需要重点了解关节活动有无受限和受限程度，可以使用量角器测量关节活动范围。一是检查患者主动活动时的主动关节活动范围，让患者完成指定方向的活动，患肢、健肢对比。二是检查患者完全放松时，由外力作用完成的被动关节活动范围。

4.肢体长度及周径的测定

进行肢体长度及周径的测量，以判断骨折后是否存在肢短及肢体肿胀的情况。

5.下肢功能评定

下肢功能评估的重点是评估步行、负重等功能。常见骨折后步行方式包括助行架步行、双腋拐步行、单腋拐步行、手拐步行等。步行能力还包括步行速度及步行距离。可以测量10 m步行所需的时间，做好记录方便以后进行疗效对比。负重能力可以使用地秤直接测量。

6.步态分析

下肢骨折后由于疼痛、患肢负重能力减退等原因，易影响下肢的步态，可通过步态分析了解。

三、功能障碍

骨折后常见的功能障碍如下。

（1）患肢运动功能障碍：肌肉、肌腱、韧带和关节囊等软组织损伤，导致瘢痕粘连和关节、肌肉挛缩。肌肉萎缩、关节僵硬和骨质疏松。

（2）长期卧床引起的心、肺功能水平下降。

（3）畸形。骨折断端未能保持良好复位，骨折畸形愈合，如周围神经损伤可导致的垂腕、足下垂等。

（4）若为关节内骨折可继发创伤性关节炎。

四、康复治疗

（一）康复治疗的作用

1.促进肿胀消退

在骨折复位、固定的基础上，早期指导患者进行肌肉等长收缩训练，有助于血液循环，促进肿胀消退。

2.预防肌肉萎缩

骨折后肢体长时间制动，会引起肌肉的失用性萎缩和肌力下降。通过肌肉收缩训练能改善血液循环和肌肉营养，促进肌肉的生理作用，可预防或减轻失用性肌萎缩。

3.防止关节挛缩

康复治疗能促进血肿及炎症渗出物的吸收，减轻关节内外组织的粘连。适当的关节运动能牵伸关节囊及韧带、改善关节的血液循环、促进滑液分泌，从而防止失用性关节挛缩。

4.促进骨折愈合

康复治疗可促进局部血液循环，加速新生血管的成长，正确的功能锻炼可保持骨折端的良好接触，产生轴向应力刺激，促进骨折愈合。

（二）康复治疗的原则

1.早期康复

康复治疗应在骨折复位、固定后立即开始。早期功能训练有助于防止或减少并发症、后遗症，加速骨折愈合，缩短疗程，促进功能恢复。关节内骨折，通过早期有保护的关节运动训练，有助于关节面的塑形，减少创伤性关节炎的发生。

2.整体恢复

骨折后的康复治疗不应仅注重局部骨折的愈合和功能恢复，更重要的是要促进患者整体功能的恢复。如肘关节、前臂或腕部骨折的患者，由于长时间不做肩关节功能训练，在原骨折部位完全治愈后，肩关节反而遗留功能障碍。制订康复治疗方案时必须局部和整体兼顾。

3.循序渐进

骨折愈合是一个较长的过程，康复治疗应随着骨折愈合、修复的进程，采取重点不同的措施，具有明确的针对性，从而使康复治疗更加安全、有效。

（三）康复治疗的目标

1.早期康复治疗的目标

骨折后的炎性阶段为骨折的早期，以炎症及移位为其主要特征。早期在复位、固定的前提下应用综合性康复治疗措施，消除肿胀，加强血液循环，促进骨折愈合，防止并发症。

2.恢复期康复治疗的目标

在骨折的8～12周内，骨折已经临床愈合，固定已经解除，但肢体功能未完全恢复。此期，应强调运动功能的最大限度恢复。尽量恢复其各项日常生活动作，使其早日重返社会。此期应该以日常生活活动能力训练及运动训练、作业训练为主，促进关节活动和肌力的充分恢复。

（四）康复治疗的方法

骨折患者的康复治疗一般分为2个阶段：愈合期康复和恢复期康复。

1.愈合期康复

此期包括了骨折愈合的前两个时期(指从受伤制动到解除制动达到临床愈合的时间，一般需1个月以上)，康复尤为重要，可以明显减轻骨折后的不良影响，也为恢复期的康复创造良好的基础。在骨折复位并进行固定或牵引2～3天后，局部损伤反应开始减退，即可开始康复治疗。

(1)未制动关节的训练：患肢未被固定的关节，应做各方向、全关节活动范围的主动运动锻炼，必要时可给予辅助。上肢应特别注意肩关节外展、外旋，掌指关节屈曲和拇指外展的训练；下肢应注意踝关节背屈训练，防止跟腱挛缩。

(2)肌肉训练：在骨折复位、固定后，即可开始有节奏、缓慢地进行肌肉等长练习，这样既可以防止失用性肌萎缩，又可以使两骨折端保持良好的接触，有利于骨折愈合。

(3)骨折累及关节面的处理：为减轻关节功能受损，伤后2～3周，在谨慎保护下每天可短时间取下外固定，对关节进行不负重主动活动训练，渐增活动范围。有坚固内固定者，可早期应用持续被动活动(continuous passive motion，CMP)装置，进行关节持续被动活动练习。

(4)对卧床患者的处理：做维持健侧肢体和躯干正常活动的练习。尽早使患者离床活动，避免长期卧床并发症。

(5)应用物理治疗:改善局部血液循环,促进血肿及渗出液的吸收,起到减少瘢痕粘连、减轻疼痛、促进骨折愈合等。具体方法如下。①光疗法,包括红外线、白炽灯、紫外线治疗等。②直流电钙、磷离子导入法。③超短波疗法。④低频率磁场疗法。⑤超声波疗法等。

2.恢复期康复

此期(伤后7周后骨折愈合的第二个时期)在固定去除后,存在着程度不同的关节活动受限和肌肉萎缩,康复治疗的目的主要是争取关节活动度及肌力最充分和最迅速地恢复,恢复日常生活、工作和运动能力。

(1)ROM练习:运动疗法是基本治疗方法,以主动运动为主,辅以助力运动、被动运动和物理治疗等。

1)主动运动和助力运动:对受累关节做各方向的运动,尽量牵伸挛缩、粘连的组织,以不引起明显疼痛为度,逐步扩大运动幅度。每一动作应多次重复,每日进行多次训练。刚去除外固定时,关节难以自主活动,可先采用助力运动,随关节活动改善而减少助力。

2)被动运动:组织挛缩或粘连严重主动运动和助力运动困难者,可采用被动运动牵拉挛缩关节,但动作应平稳、柔和,不应引起明显疼痛。

3)关节功能牵引:僵硬关节可行功能牵引。固定近端,远端施加适当力量进行牵引。以引起可耐受的酸痛感觉,又不产生肌肉痉挛为宜。

4)间歇性固定:关节挛缩严重时,为减少纤维组织回缩,在两次功能锻炼的间歇期间,可采用夹板、石膏托或矫形器等固定患肢,随着关节活动范围的增大,固定器具应做相应的调整或更换。

5)物理治疗:进行功能锻炼之前,应用物理治疗使关节、肌肉放松,有助于锻炼的进行。行关节功能牵引的同时,辅以热疗,如蜡疗、水疗和电疗法,可明显提高牵引功效。

(2)肌力练习:通过逐步增加肌肉的工作量,引起肌肉适度疲劳,是恢复肌力的有效方法。根据肌力评定的结果,针对不同的肌力水平,选择适宜的肌力练习方法。例如,无周围神经损伤或特别严重的肌肉损伤,肌力多在3级以上,应进行抗阻练习。肌力练习应和关节活动度练习同时进行。

(3)作业治疗:随着关节活动度和肌力的恢复,应逐渐增加肢体动作的复杂性和精确性练习,以恢复其实用功能。上肢着重于完成各种精细动作的练习,下肢着重于正常负重和行走的各种练习,提高日常生活活动能力,使患者尽早回归家庭和社会。

(五)注意事项

(1)熟知患者全部病情,定期进行关节活动范围和肌力评定。

(2)掌握骨折的愈合进程,开始康复时及改变康复方法时必须明确患者最近的愈合状况,以评估断端的牢固程度。简单方法是及时拍摄X线片检查,了解骨痂的生长情况。

(3)康复治疗必须循序渐进,逐渐加量。由于患者可承受的运动负荷无法精确定量,加之患者对功能恢复的迫切要求,为避免因过量训练而造成的不良影响,运动负荷应渐进增加。

(4)密切观察骨折局部的情况:运动负荷过量可造成局部损伤,轻者局部胀、疼痛,多因局部反复、微小的损伤积累所致,可暂停数天或减少训练天数,局部冷敷,用消炎镇痛类擦剂或软膏即可;严重者可产生骨痂断裂,骨折断端重新分离,通常在这一过程中,局部反复出现疼痛、肿胀和压痛，必须予以高度重视。此点也需特别向患者本人和家属交代。

(5)禁忌暴力：任何时候都不应企图通过暴力来改善患者功能。

(6)关节活动范围练习应和肌力练习同步进行，以避免关节软弱不稳定导致的关节损伤。

(7)做好宣教工作：整个康复治疗过程中要求患者积极参与、密切配合，应清晰讲解各项练习的目的、方法和要求，对因各种原因不能来医院治疗者的情况更需详细说明。

五、常见骨折的康复治疗

(一)上肢骨折

1.锁骨骨折

锁骨骨折相当多见，多为间接暴力所致，如跌倒时手或肘或肩部先着地，暴力沿上肢冲击锁骨外端造成骨折。好发于青少年，多见于中段。幼儿青枝骨折或成人无移位骨折常用三角巾或颈腕吊带悬吊。有移位的骨折常需手法复位后再用“8”字形绷带、石膏绷带等固定。经骨科处理后可即日开始功能锻炼。

(1)愈合期：①姿势治疗：睡眠时宜在木板床上仰卧，两肩之间垫高，保持肩外展后伸位。②保健体操：包括深呼吸、躯干和下肢主动运动。③握拳、伸指、分指、腕屈伸、腕绕环、肘屈伸、前臂内外旋等主动练习，幅度尽量大，逐渐增加用力程度。骨折后第2周增加捏小球、抗阻腕屈伸运动及被动或助力的肩外展、旋转运动。骨折后第3周增加抗阻的肘屈伸与前臂内外旋的抗阻练习，仰卧位时，做头与双肘支撑挺胸练习。

(2)恢复期：骨质愈合，去除外固定后进入恢复期。第1～2天，患肢用颈腕悬吊带挂胸前，站立位上体向患侧侧屈，做肩前后摆动；上体向患侧侧屈并略前倾，做肩内外摆动。努力增大外展与后伸的运动幅度。第3～4天，开始做肩关节各方向和各轴位的主动运动，协助运动和肩带肌的抗阻练习。第2周，增加肩外展和后伸主动牵伸，2周内避免做大幅度和用大力的肩内收与前屈练习。第3周，增加肩前屈主动牵伸，肩内外旋牵引。

2.肱骨外科颈骨折

肱骨外科颈位于解剖颈下2～3 cm，相当于大、小结节移行于肱骨干处，因是松质骨和皮质骨的交界部位，最易发生骨折。肱骨外科颈骨折以中、老年人居多，为避免关节囊粘连、关节挛缩和肩关节周围肌肉萎缩，应尽早进行功能锻炼。

(1)对无移位或嵌插骨折，可用三角巾或悬吊石膏绷带固定2～3周，固定后即可做腕手部的功能活动。1周左右，开始做肩关节屈伸及内收外展的摆动运动练习，如头上滑轮、棒操运动、指梯运动和膝手位臀部后移运动等。

(2)外展型和内收型骨折需经手法复位、小夹板外固定。康复治疗一般于复位固定后2～3天开始，内容同“无移位骨折”。但是，外展型骨折应限制肩关节外展活动，内收型骨折限制肩关节内收活动。

(3)4周以后，根据骨折愈合情况，可去除外固定开始做肩关节主动活动，逐渐扩大肩关节各方向活动的范围，增加肩胛带肌肉的负荷，增强斜方肌、背阔肌和胸大肌等的力量练习。

3.肱骨干骨折

发生在肱骨外科颈以下1～2 cm至肱骨髁上2 cm之间的骨折，称为肱骨干骨折，多见于成年人。可由直接暴力或间接暴力引起，中下 1/3 处骨折容易发生桡神经损伤。

(1)早期宜抬高患肢，多做握拳、屈伸手指及耸肩活动，重复 4～8 次，一天数次。2～3 周后，患肢可在三角巾或悬吊带支持下做摆动练习，肘关节屈或伸的等长肌肉收缩练习及前臂旋转活动。在锻炼过程中要随时注意检查骨折对位、对线情况，若断端出现分离现象，应及时矫正。

(2)去除外固定后，逐渐增加主动活动的幅度，增加肩、肘关节各个方向的活动，加强恢复肩胛带肌力的练习。①肩摆动练习，站立位上体向患侧侧屈并略前倾，患肢做前后、左右摆动，绕垂直轴做绕环运动。②高滑轮运动。③用体操棒助力肩屈、伸、内收、外展练习。④肩梯或抹墙练习。⑤肩肘活动器练习。⑥持双火棒做肩前后、左右摆动和绕垂直轴做绕环运动。

4.肱骨髁上骨折

多发生在 10 岁以下儿童，根据暴力的不同和移位的方向，可分为伸直型和屈曲型，其中 90%以上属伸直型。伸直型肱骨髁上骨折的近骨折端向前下移位可能损伤正中神经和肱动脉。

(1)复位及固定后应严密观察肢体血液循环及手部的感觉、运动功能。应抬高患肢，早期进行手指及腕关节屈伸活动。1 周后增加肩部主动练习并逐渐增大运动幅度，对腕、手部肌肉进行抗阻练习。

(2)外固定去除后，开始恢复肘关节屈伸及前臂旋转活动范围的主动练习，注意禁止被动强力屈、伸肘关节，以避免发生骨化性肌炎。

5.前臂双骨折

多发生于青少年，可由直接、间接及扭转等暴力引起，因治疗复杂、固定时间长，容易后遗前臂旋转等功能障碍。

(1)手法复位外固定或切开内固定术后，应抬高患肢严密观察肢体肿胀程度、感觉、运动功能及血液循环情况，警惕骨筋膜室综合征的发生。术后 1 周内主要进行手指及腕关节屈伸活动，在健肢帮助下活动肩关节。从第 2 周开始，患肢可做肩关节主动活动练习及手指抗阻练习。术后 3 周后进行肱二头肌、肱三头肌等长收缩练习，做肩关节各方向运动练习。术后 4 周后可做肘关节主动运动练习。

(2)约 8 周后，拍片证实骨折已愈合，可去除外固定，进行前臂旋转主动练习、助力练习，逐渐恢复前臂旋转功能。有旋转功能障碍时，可采用前臂内旋与外旋牵引，促进前臂旋转功能的恢复。

6.桡骨下端骨折

多为间接暴力引起，跌倒时手部着地，暴力向上传导，导致桡骨下端骨折。可分为伸直型骨折(或称 Colles 骨折)以及屈曲型骨折(或称 Smith 骨折)。二者的康复治疗原则基本相同。

(1)复位固定后即可进行手部主动活动练习，肩部悬吊位摆动练习。肿胀减轻后，开始做肩、肘关节主动运动。

(2)一般 4 周后可去除外固定，进行腕关节及前臂旋转活动练习。

(二)下肢骨折

1.股骨颈骨折

多发生在老年人，与骨质疏松有关。当遭受轻微扭转暴力就可发生骨折。非手术治疗患者，由于长期卧床，常引发全身性并发症，如肺部感染、泌尿系统感染、压疮等，以及严重的并发症甚至危及患者生命。因此，近些年来多主张对股骨颈骨折采用手术治疗，特别是人工关节置换术，术后可早期离床活动，为老年股骨颈骨折患者的早期康复创造了条件。

(1)愈合期：术后3～5天开始做卧位保健体操练习，每日1～2次，做趾与踝的主动练习，股四头肌和臀大肌的静力性收缩；第2周要开始在医护人员扶持下不使股骨旋转与内收，做髋与膝的主动屈伸运动，动作应轻柔、幅度小、重复次数少，不引起明显疼痛。做上肢支撑肌肉的抗阻练习，包括胸大肌、背阔肌、肱三头肌等。术后第2个月，做主动屈伸患肢的练习，可以坐在床沿使双小腿下垂，2周后可做主动屈髋、伸膝练习。不宜在床上盘坐，以免髋关节外展、外旋。坐在床沿时双小腿踩踏脚凳上，练习用双臂撑起上身和双臂支撑并向后上方抬起臀部。术后第3个月，可增加下列练习：①取仰卧位，患肢伸直做主动下肢内收、外展运动，以及俯卧位，患肢伸直抬高做伸髋肌力练习。②取坐位，患者做抗阻股四头肌练习。必要时做恢复膝关节屈伸活动范围的练习。年纪较轻、体质较强的患者可做双腋杖三点步行，患肢不负重。

(2)恢复期：骨折愈合后进入恢复期，此期要加强髋、膝、踝部的肌力练习，以恢复行动能力，加强下肢的稳定性。此期要恢复髋与膝的关节活动范围，让患肢逐步恢复负重。第1个月增加练习：①髋关节各组肌群的主动与抗阻练习。②斜板站立练习和坐位与站位转换的练习。1周后增加髋关节屈伸的关节活动范围牵伸，扶杆双足站立做踝主动的屈、伸、内翻、外翻运动及下蹲起立动作。再1周后增加扶杆站立做双下肢交替踏步运动，平行杆内步行和用双腋杖做四点步行。第2个月可练习用健侧上肢拄单拐步行。2周后可改由患侧上肢持拐。第3个月可改为由健侧上肢持手杖步行。增加髋关节内收、外展和旋转练习，2周后改由患侧上肢持手杖步行。

以后再逐步提高下肢负重能力、耐力和行动能力及ADL功能，包括变速行走、跨越障碍、拾取落地物件、上下楼梯、上厕所、洗浴等。这一过程可长达1～1.5年，期间应定期复查，包括X线片复查，查看功能恢复状况，观察有无股骨头无菌性坏死的倾向。

2.股骨干骨折

(1)由于髋外展肌附着点高，而内收肌附着于股骨近乎全长部位，故而股骨干骨折往往向前外侧成角。股骨干上1/3部骨折时，因其近段有屈髋肌附着而使骨折近段呈前屈位。所以股骨干骨折的治疗常用牵引法来达到复位的目的与维持复位。以股骨干骨折做牵引治疗为例，做牵引后3～4天开始做卧位保健操，做踝与趾主动运动和髌骨被动运动。术后第3～4周，开始在医护人员扶助下在牵引架上做有助力的膝屈伸运动，可以让患者通过牵引支架上的滑轮拉动患腿做自助的膝屈伸练习，逐渐增大运动幅度。术后第3个月，开始做股四头肌静力性抗阻练习。恢复期骨折已有连接，停止牵引后患者已去除支架，可以练习在床沿上坐，并于坐位做躯干运动及髋、膝、踝的主动运动，积极进行双上肢支撑练习。1周后增加床沿坐，做踏脚凳上的踏步动作练习。再1周增加斜板上站立练习。体力较好时，可以开始扶双腋杖站立，做坐下与站起的练习。第4周开始患肢不负重扶双腋杖或在平行杆中步行。第6周开始进行双腋杖四点步行。第8周开始用单拐步行。第10周开始用单手杖步行。

(2)股骨干骨折治疗期间预防膝关节挛缩非常重要。无论是内固定患者还是牵引治疗患者，均应尽早进行股四头肌肌力练习及膝关节ROM练习。①牵引治疗的患者：牵引后即可行踝与足部主动活动。3～4 周后，可做髌骨被动活动，在牵引架上做膝关节主动屈伸运动。②内固定患者：在稳定的内固定条件下，可以通过平衡悬吊牵引尽早进行膝关节屈伸功能训练。③应用石膏绷带固定者：在早期进行股四头肌等长收缩练习的同时，还应在髌骨处开窗，观察髌骨的运动状况，对髌骨施以被动运动练习。去除牵引或外固定后，可于坐位做躯干及髋、膝、踝关节主动运动，然后开始用双拐练习患肢不负重行走，并逐步过渡到正常行走。

3.髌骨骨折

髌骨骨折在复位、石膏托固定、疼痛减轻后，即可做髋、踝关节及足部主动活动。

(1)经骨科处理后 2～3 天开始做卧位保健操，做髋、踝、趾主动练习。第 2 周开始做屈膝肌静力性收缩练习。术后第 3～4 周，仍用石膏托固定时，每日定时取下石膏托，由医护人员辅助做髌骨侧向被动运动，做主动屈膝和被动伸膝练习，练习后再将石膏托安装上。可做患肢不着地的双腋杖三点式步行练习。

(2)恢复期，去除外固定后，开始做主动伸膝练习和屈膝肌抗阻练习，2 周后增加股四头肌静力性抗阻练习和恢复膝关节活动范围的牵引，练习用双拐步行。再 2 周后可改用单拐步行。再 2 周后用手杖步行约 2 周，然后徒手行走。

髌骨部分或全部切除术后的患者不存在骨质愈合的问题，锻炼程序同前，但恢复期的进程可明显提前。

4.胫腓骨骨折

胫腓骨骨干骨折在临床上发生率为各部位骨折之首，占 8%～10%，其中约半数为胫腓骨双骨折，因其位置表浅，开放性骨折也最多见。另外，胫骨中下 1/3 骨折，由于血液供应不充足，很容易发生骨折延迟愈合，甚至不愈合。小腿严重挤压伤，会引起小腿的骨筋膜室综合征。腓骨上端骨折可能伤及腓总神经。

(1)对于稳定性骨折患者，在复位、固定、疼痛减轻后，可开始足趾屈伸活动及股四头肌等长收缩活动。①1 周后做踝关节屈伸活动。②2 周后开始做屈膝、屈髋活动。③6～8 周后开始扶拐不负重行走。④10～12 周后可部分负重行走，逐步恢复正常行走。

(2)对于不稳定性骨折应用持续牵引和外固定的患者，在术后 3～5 天开始康复训练。去除牵引后，逐渐练习不负重行走、部分负重行走至正常行走。

5.踝部骨折

(1)内踝或外踝骨折经骨科处理后 3～5 天开始坐位做保健体操，未被固定关节的主动运动和股四头肌静力性练习。第 2 周，增加踝屈伸和趾屈伸静力性肌收缩练习，持双拐的三点式步行，患足不着地。第 3 周，内踝骨折患者做踝内翻肌静力性收缩练习，外踝骨折患者做踝外翻肌静力性收缩练习。

(2)去除固定后开始做踝屈伸主动练习。内踝骨折患者开始做踝内翻主动练习；外踝骨折患者开始做踝外翻主动练习。第 2 周，增加踝屈伸、趾屈伸的抗阻练习。内踝骨折患者可做踝外翻主动练习和踝内翻抗阻练习；外踝骨折患者可增加踝内翻主动练习和踝外翻抗阻练习。开始做踝屈伸的关节牵引。第 3 周，可做踝内、外翻抗阻练习和关节活动范围牵引治疗。

在关节面整复欠佳时，易产生损伤性关节炎，关节恢复负重时应减慢进度，同时及时进行理疗以尽量加以预防。小腿肌力软弱使踝关节稳定性减弱容易反复扭伤，须充分恢复小腿肌力，并做平衡功能训练作为预防。小腿肌肉和足内部肌软弱时易发生平足症，须加强足内翻肌肉及屈趾肌肉练习作为预防。

（三）脊柱骨折

脊柱骨折多发生于脊柱活动度较大的部位，如第5、6颈椎和胸腰段等。脊柱骨折可分为稳定骨折和不稳定骨折。以胸腰椎骨折后康复为例，康复治疗的目的是防止躯干肌萎缩促进骨折愈合，恢复脊柱的稳定性和柔韧性，防止下腰痛及消除长期卧床对机体的不利影响。

1.稳定骨折

（1）愈合期康复：不做复位及固定时，卧床第1周可给予止痛、协助翻身等。第2周开始进行腰背肌训练，训练强度及时间应逐渐增加，并避免局部明显疼痛，可行五点式腰背肌锻炼，即头枕部、双肘、双足用力使腰背呈桥式。第3周可行三点式腰背肌锻炼，即去双肘，以头枕部、双足用力使腰背呈桥式。第4周可行飞燕式腰背肌锻炼，即患者俯卧，将头胸后仰，双下肢同时背伸。通常在1个月后，可以戴护腰下床。在床上翻身时，应避免脊柱前屈和旋转。4～5周后，如果做卧位练习时无痛，可起床站立行走，时间逐渐延长。应采用俯卧位下床方法，由卧位起立时，先在床沿上俯卧，一腿先下地，然后撑起上身，再放下另一腿成站立位，中间不经过坐位，以免腰部屈曲。由站立位卧下时按相反顺序进行。骨折基本愈合后才可取坐位，但应避免屈腰坐。站立和坐位时可戴护腰。做石膏固定时，石膏干燥后即可开始做卧床背肌等长收缩训练，1～2周后，增加适度的腹肌练习。局部无疼痛时，可起床站立行走，做上下肢活动。

（2）恢复期康复：约在受伤3个月以后，骨折愈合，做进一步的腰背肌及腹肌训练以及腰椎柔软性练习。

2.不稳定骨折

多需手术治疗术后卧床1个月左右，继以石膏背心或支具固定3～4个月。康复训练应适当延缓，术后2～3周开始做轻度背肌训练，石膏干燥后做背肌等长收缩训练及轻度腹肌训练，2个月后开始站立行走。

伴有脊髓损伤的脊柱骨折脱位，首先应将有利于脊髓功能的恢复与重建作为基本点进行处理，如减压手术、脱水疗法及积极预防各种并发症等。

六、功能结局

正确认识本病，骨折患者应尽早进行康复治疗，治疗以主动活动为主，被动活动为辅，再配合适当的理疗等措施可有效防止肌肉萎缩，恢复肌肉的张力，使各肌肉协同工作。但也有少数患者对本病的康复治疗认识不足，忽略了康复训练，或是康复介入较晚，以至于患者因长期卧床而出现压疮、坠积性肺炎、胃肠功能紊乱、深静脉血栓、骨质疏松、关节僵化等一系列问题。因为患者错过了康复的黄金期，这时再康复需花费更多的时间和精力，也需要更复杂的手段。如果患者术后半年才进行康复，由于此时其关节挛缩已经定型，保守治疗几乎收效甚微，通常会建议患者先去骨科接受微创或开放式的松解手术，术后再接受康复治疗。

七、健康教育

很多骨折患者由于术后得不到及时、有效、正确的功能锻炼和康复指导，临近骨折部位的关节往往出现粘连、僵硬，同侧肢体肌肉失用性萎缩，遗留不同程度的后遗症，导致生活不便及痛苦。因此，骨折术后康复训练尤为重要，值得骨科、康复科医师和患者的重视。术前给予患者恰当的健康教育，使患者能够获得自己需要的相关知识，能够降低其焦虑程度，减轻术后疼痛，进而降低患者的心理负担，提高对康复锻炼的认识及信心。术后早期康复训练在不影响固定的前提下，尽快恢复患肢肌肉、肌腱、韧带、关节囊等软组织的舒缩活动，防止发生肌肉萎缩、骨质疏松、肌腱挛缩、关节僵硬等并发症，使患者理解并积极配合。中期逐步增加肌力锻炼，在肌力的控制下，增加关节活动范围。由于骨折初步愈合，用力屈曲关节或被动屈伸关节应慎重，切记不可使用暴力。晚期主要是增强肌力、克服挛缩、增加关节活动度的训练。同时，还应辅以心理指导和生活护理。根据患者的各种心理变化，综合考虑各种因素，予以心理调护，引导和鼓励患者树立战胜疾病的信心，从而能以良好的心态来协助治疗。指导患者在治疗期间多进食高蛋白、高钙、高维生素的食物，这是促进骨折愈合的一个重要环节。说明便秘、泌尿系统结石、压疮发生的相关因素及预防措施，指导其多吃蔬菜、水果，多饮水，饮水量为每日 500 mL 以上，同时指导其定时翻身或轴线翻身。指导其正确使用拐杖，嘱定期到医院复查。

第二节　腰椎间盘突出症患者的康复

一、概述

腰椎间盘突出症是引起下腰痛和腰腿痛的常见原因，是以腰痛、腿痛、腰椎活动功能受限等为主要临床表现的疾病。多数本病患者经正规保守治疗后症状可以得到缓解，有 10%～20% 的患者最终需要手术治疗。

（一）流行病学调查及病因

腰椎间盘突出症多见于 20～40 岁青壮年，约占患病人数的 80%，男性多于女性，这与劳动强度大及外伤有关。90%以上腰椎间盘突出症发生在 L_4～L_5 和 L_5～S_1 节段。

青少年也可偶发腰椎间盘突出症，多因明显外伤使软骨板破裂所致。老年人腰椎间盘突出症多合并骨质疏松或退变性不稳导致椎间盘脱出、多节段腰椎管狭窄及腰椎畸形，病情较为复杂。

（二）发病机制

腰椎间盘突出症的发病机制是腰椎间盘髓核突出或退变同时纤维环变性破裂髓核脱出压迫和刺激神经根及马尾神经所引起的一种综合征。

一般认为，在腰椎三关节复合体中腰椎间盘的退行性病变最早，在腰椎退行性病变中起主导作用。椎间盘的生理退行性病变从 20 岁即开始，退行性病变最早始于软骨终板，表现为软骨终板变薄且不完整，纤维环失去附着点而变薄，促进了纤维环与髓核的变性及退行性病变。纤维环虽坚固，但过度承载可引起邻层纤维环交叉处相互摩擦，导致纤维环变性和透明变性，纤维环由内向外发生环状和放射状裂隙，纤维环松弛，弹性降低。当椎体受外力冲击时，变性的纤维环可部分地呈环形或放射形断裂，髓核内容物可由裂缝突出。如果表浅纤维仍保持完整，髓核由裂缝中突出，顶着未断裂的纤维板层而呈一丘状突起；如果后侧纤维环板层完全断裂，髓核可突入椎管；如果纤维环部分撕裂，脱落的碎片也可进入椎管，这都可挤压或刺激脊神经产生症状。

（三）分型

根据腰椎间盘突出症髓核突出的位置、程度、方向、退行性病变程度与神经根的关系及不同的影像学检查，有多种分型方法。

1.根据突出的位置划分

（1）中央型：髓核突出位于后方正中央，较大是压迫两侧神经根和马尾神经，引起双下肢及大小便功能障碍。突出较局限者仅压迫马尾神经引起大小便功能障碍和马鞍区感觉功能障碍。

（2）旁中央型：髓核突出位于椎间盘后方中央偏一侧，压迫一侧神经根及马尾神经。

（3）外侧型：髓核突出位于椎间盘后外侧，仅压迫该侧神经根引起神经根放射性疼痛。多数为单侧突出，也有少数为双侧突出。

（4）极外侧型：少数（约占3%）髓核突出位于椎间孔内或位于椎间孔外侧，压迫椎间孔内的神经根或已出椎间孔的脊神经根引起的一侧腿部症状。受累神经根或者脊神经比上述各型突出所压迫的神经根高一节段。

2.根据椎间盘突出程度划分

（1）膨隆型：纤维环部分破裂，而表层尚完整，此时髓核因压力而向椎管内局限性隆起，但表面光滑。

（2）突出型：纤维环完全破裂，髓核突向椎管，仅有后纵韧带或一层纤维膜覆盖，表面高低不平或呈“菜花状”。

（3）脱垂游离型：破裂突出的椎间盘组织或碎块脱入椎管内或完全游离。此型不单可引起神经根症状，还容易导致马尾神经症状。

（4）Schmorl 结节：髓核经上下终板软骨的裂隙进入椎体松质骨内，一般仅有腰痛，无神经根症状。

（四）临床表现

因腰椎间盘突出的部位、程度、病理变化、椎管管径及个体敏感性等不同，其临床表现有一定差异。

1.主要症状

腰椎间盘突出症患者常见症状主要有腰痛，伴一侧或两侧下肢放射性疼痛。此外，腰椎间盘突出症患者常可并见腰椎活动障碍、下肢皮肤感觉异常、肌力改变及马尾综合征等症状。

2.体征

腰椎间盘突出症患者所表现出来的体征有步态、脊柱外形（生理前凸变小、消失，甚至变为后凸，有不同程度侧弯）、压痛点可引发下肢放射痛或麻木感、腰部的活动度受限、肌肉神经反射改变等。

通过认真细致的查体可发现很多体征，对影像学检查部位的确定、诊断和鉴别诊断十分重要。为便于临床掌握，减少患者痛苦应先立位检查，再行仰卧位和俯卧位检查。先行无痛检查，最后行诱发疼痛的检查。

(1)立位检查。

1)步态:病情较重的患者常有跛行,严重者扶拐或不能站立和行走。伴有腰椎管狭窄者有间歇跛行。

2)腰部畸形和活动范围受限:腰部畸形包括生理前凸变小、消失、后凸或侧弯。活动受限程度不同,随不同方向而异,腰部活动有时可使腿痛加重。

3)腰部压痛点检查:立位时更易查出腰部的压痛点,较卧位准确。

(2)仰卧位检查。

1)下肢神经功能(肌力、感觉和反射)检查:应先进行神经功能检查,后进行诱发疼痛的检查项目,以免影响其准确性和延长检查时间。受累神经根所支配的肌肉力量减弱、肌肉萎缩,感觉过敏、减弱或消失,反射减弱或消失。L_5 神经根受累,常有胫前肌、伸肌及第 2 趾伸肌肌力减弱,严重者有足下垂,疼痛放射区感觉减弱,膝反射和踝反射改变不明显。S_1 神经根受累,可有第 3、4、5 趾伸肌力减弱或足跖屈肌力减弱,疼痛放射区感觉减退和踝反射减弱或消失。L_4 神经根受损害,可发现股四头肌萎缩和肌力减弱,疼痛放散区域感觉减退,膝反射减弱或消失。马尾神经受累可有会阴部感觉减退或消失。

2)坐骨神经牵拉试验:坐骨神经由 L_4～S_3 脊神经组成。当腿伸直并抬高时,神经根受到牵拉向下移动,正常情况下无不适。当椎间盘突出时,牵拉加重神经根的刺激和压迫,产生根性放射痛。具体检查方法如下:①直腿抬高试验(Lasegue 征)。直腿抬高受限并出现小腿以下的放射痛为阳性,该项检查阳性率高,对诊断意义大。②直腿抬高加强试验(Bragard 征)。在直腿抬高的基础上将踝关节用力被动背伸,诱发或加重根性放射痛为阳性。③屈髋伸膝试验(Kernig 征)。屈髋屈膝 90°,将膝逐渐伸直,出现根性放射痛为阳性。④健腿抬高试验。有时健腿直腿抬高时患侧神经根也可受到向下和向健侧牵拉产生根性放射痛。⑤具有鉴别意义的体征,检查上述体征时应同时检查患侧下肢的屈髋屈膝试验和"4"字试验,与髋关节和骶髂关节疾病相鉴别。

3)增加腰椎管内压力的试验:①颈静脉压迫试验,用手压迫一侧或两侧颈静脉 1～3 min,使静脉回流受阻,腰椎管内脑脊液压力升高,出现腰痛和根性放射痛为阳性。②挺腹试验,以枕部、双肘和双足跟为着力点,用力挺腹抬臀,使腹压和椎管内压力升高,出现根性放射痛为阳性。

(3)俯卧位检查。

1)腰部压痛点检查:腰椎间盘突出时,相对应的棘突间旁侧有局限性压痛点,并伴有根性放射痛。此体征对诊断、定位诊断和鉴别诊断均有重要意义。

2)股神经牵拉试验:在髋和膝关节伸直位被动抬腿过伸髋关节,牵拉股神经,出现股前部放射痛为阳性。L_2～L_3 和 L_3～L_4 椎间盘突出时多呈阳性。

(五)诊断

除了具有典型的上述腰腿部症状体征,辅助检查(X 线检查及 CT、MRI 检查等)报告对诊断腰椎间盘突出症有重要的价值。

1.腰椎正侧位 X 线检查

可提供一些间接征象,对腰椎间盘突出症进行大致定位及初步诊断。同时为鉴别诊断腰椎其他疾病提供依据。

2.CT、MRI检查

可清晰显示椎间盘突出的部位、大小、形态和神经根、硬膜囊受压移位情况，是明确诊断腰椎间盘突出症最重要的方法。

二、康复评定

1.腰椎活动度评定

腰椎间盘突出症患者往往伴有腰部僵直或活动受限。了解腰椎的活动范围对手法治疗、牵引治疗等治疗方法的选择也非常重要。

(1)躯干屈曲和伸展：患者坐位，固定骨盆。评定者将角度尺中心置于第5腰椎棘突，固定臂为通过第5腰椎棘突的垂直线，移动臂平行于第7颈椎棘突和第5腰椎棘突的连线，胸、腰椎屈曲和伸展至最大范围。参考范围：屈曲0°～80°，伸展0°～30°。

(2)躯干侧屈：患者立位，固定骨盆。评定者将角度尺中心置于第5腰椎棘突，固定臂为通过第5腰椎棘突的垂直线，移动臂平行于第7颈椎棘突和第5腰椎棘突的连线，躯干侧屈至最大范围。参考范围：0°～35°。

(3)躯干旋转：患者坐位，固定骨盆。评定者将角度尺中心置于头顶中央，固定臂平行于两髂嵴上缘的连线，移动臂与两肩峰连线相平行，躯干左右旋转至最大范围。参考范围：0°～45°。

2.肌力和耐力评定

腰椎间盘突出症患者往往存在下背部肌力和耐力的减弱，针对增强下背部肌力及耐力的康复治疗，也需要对患者进行肌力和耐力评定。

3.腰椎间盘突出症生存质量评定

生存质量(quality of life，QOL)是个人对幸福度或满意度的判定，是一个非常主观化的评测结果。在下背痛患者中，20%的患者日常生活活动明显受限，其中5%的患者日常生活活动严重受限。下背痛已经成为引起功能障碍、影响生存质量的重要原因。

三、康复治疗

腰椎间盘突出症发生率较高，但真正需要住院治疗者甚少，一般早期仅卧床休息加服药物均可缓解或治愈。对需进行特殊治疗的一定要明确诊断，影像学检查有突出者并非一定患腰椎间盘突出症，只有出现与影像学相一致的典型临床症状和体征时才为腰椎间盘突出症。对非手术治疗无效且反复发作加重者可采用手术治疗。

(一)非手术治疗

非手术治疗是治疗腰椎间盘突出症的重要方法，能镇痛，消除神经根的炎症、水肿，是本病首选的治疗方法。约有80%以上的患者，都可通过非手术治疗而使症状缓解或治愈。

腰椎间盘突出症的临床治疗可分为急性期、缓解期、康复期。

1.急性期

此期主要出现严重的腰部或下肢疼痛、腰椎功能严重受限。此期治疗目的是迅速缓解疼痛，消除感染。此期的康复目标主要是处理急性疼痛、并发症及为后期康复打下基础，为了防止对神经根的继续刺激应以制动为原则。

(1)卧床休息:此期应绝对卧硬板床休息,限制活动,下床时腰围保护制动腰部。急性期患者疼痛较为剧烈,可指导患者卧床休息,一般2～3天为宜,不主张长期卧床。患者卧床休息一个阶段后,随着症状的改善,应尽可能下床做简单的日常生活活动。

(2)床边牵引:床边持续牵引,重量20～40 kg,根据患者体重及耐受情况调整,持续牵引,每次0.5～1 h,1～2次/日,宜逐渐增加,注意调整好牵引角度,以腰痛及下肢放射痛减轻为最佳。

(3)药物治疗:病情较重时静脉滴注脱水消肿药物,肌内注射或口服非甾体抗感染镇痛药或镇静剂,以减轻患者痛苦,缓解肌痉挛,为手法治疗和牵引治疗创造条件。

(4)物理因子治疗:物理因子治疗可促进局部血液循环,缓解局部无菌性炎症,减轻水肿和充血,缓解疼痛,兴奋神经肌肉等作用。根据患者的症状、体征、病程等特点,此期的物理因子治疗主要包括高频电疗、红外线疗法、石蜡疗法等。

(5)传统康复治疗:①中药治疗,寒湿阻络者用甘草干姜茯苓白术汤(肾着汤)加减;瘀血阻络者用身痛逐瘀汤加减;湿热阻络者选用四妙散加减。②手法治疗,可采用腰椎复式间歇拔伸法、疏通肝脾肾三经法等。③针灸治疗,取夹脊、肾俞、环跳、悬钟、阿是穴,采用泻法;针取坐骨神经点;痛势较剧者亦可取委中刺络放血。

2.缓解期

缓解期患者常表现为间断性、可忍受性的局部疼痛和麻木,腰椎活动依然受限。此期的康复目标主要是改善患者腰椎的活动度及腰椎的稳定性,提高患者生活活动能力。缓解期康复治疗应主要恢复脊柱的柔韧性,改善腰部功能,增强腰肌抗病能力,加强脊柱稳定性,巩固疗效,减少复发。

(1)物理因子治疗:①腰椎电动牵引,牵引时间约20 min。牵引重量可从患者自身体重的1/2开始,按患者适应情况逐渐增加至患者能耐受为止,一般不超过体重的2/3。每天1次,10次为1个疗程。②超声波,在腰椎间盘突出症的治疗中,超声波能起到松解神经根粘连、延缓韧带蜕变钙化和局部止痛等效果。将超声波治疗仪置于腰背部旁进行超声波治疗,每次8～10 min,每日1次,10～15次为1个疗程。③其他辅助治疗,常用方法有中药熏蒸、中药配方湿热敷、中频脉冲电刺激、微波、远红外线治疗、磁热疗法等,可根据不同情况选择性应用。

(2)传统康复治疗:①手法治疗,可采用疏通腰背部经络法。②中药治疗,寒湿阻络者选用甘草干姜茯苓白术汤(肾着汤)加减;瘀血阻络者选用身痛逐瘀汤加减;湿热阻络者选用四妙散加减;气虚血瘀者选用补阳还五汤加减;肝肾不足型偏阴虚者选用左归饮加减,偏阳虚者选用右归饮加减;痰瘀阻络者选用桃红四物汤加减。③针刺疗法。④穴位注射。⑤拔罐疗法。⑥刮痧疗法,主要取腰腿部的督脉、膀胱经及胆经路线操作,隔日1次。

3.康复期

康复期的康复目标是提高腰椎的功能,防止复发,改善患者日常社会生活活动能力,提高患者腰椎疾病防范意识。此期治疗以手法治疗和患者主动功能锻炼为主,强调患者腰椎主动功能锻炼,加强腰椎周围肌肉力量,加强腰椎稳定性,从而增强腰椎的功能,巩固疗效,防止复发。

(1)传统康复治疗:①手法治疗,调理肝、脾、肾三脏法,通调督脉法。②针刺疗法,取大肠俞、肾俞、秩边、委中、环跳、阳陵泉、悬钟、殷门、承山等,根据病情轻重选择针刺穴位及补泻手法,留针20～30 min,每日1次。

(2)悬吊训练治疗：悬吊运动治疗(sling exercise therapy，SET)是以骨骼肌疾病得到持久改善为目的的主动治疗和运动的一个总概念。通过以不稳定面为支点的主动运动，重新激活神经系统对稳定脊柱的深层小肌肉的控制能力，从而有效增加脊柱稳定性。

(3)功能锻炼：①麦肯基(McKenzie)法治疗技术。这是一种比较安全有效的治疗腰腿痛的疗法，其作用在于能通过自我主动改变体位运动，逐渐拉长腰背肌肉的适应性，使缩短的肌肉组织重建丧失的功能和增强运动能力。②脊柱核心稳定性训练。训练的目的是增强脊柱局部稳定肌力，改善腰椎稳定性。

(二)手术治疗

经过非手术治疗的腰椎间盘突出症患者，症状无明显改善，严重影响生活和工作，可考虑手术治疗，但应严格掌握手术的适应证及禁忌证。

手术指征如下：①病史超过 3 个月，经正规保守治疗无效或保守治疗有效但经常复发且相应根性疼痛较重影响生活和工作的。②首次发作，但疼痛剧烈，尤以下肢症状明显，患者难以行动和入眠，处于强迫体位者。③特殊类型椎间盘突出症：诸如脱垂游离型、极外侧裂型。④合并马尾神经严重受压同时伴有相应临床表现，大小便功能障碍者。⑤出现单根神经根麻痹，出现足下垂伴有肌肉萎缩、肌力下降者。⑥合并腰椎管狭窄者。⑦合并腰椎滑脱或腰椎不稳者。⑧复发性腰椎间盘突出症状明显、保守治疗无效者。⑨高位及巨大椎间盘突出者。

四、功能结局

腰椎间盘突出症以青壮年发病多见，早期症状较轻，只要平时注意改正日常生活工作中的不良习惯，都能达到良好的预防效果。但是由于症状轻，往往容易被忽视。很多患者都是在出现神经根或者马尾神经压迫，出现下肢感觉异常或者马鞍区感觉异常之后，才引起重视。在保守治疗无效时，可以考虑进行手术治疗。

五、健康教育

(一)日常注意事项

减少腰椎间盘突出症的发生，应预防重于治疗。包括良好的姿势、减少背负重物，不让腰椎及附近承受过多重力及压迫，可预防肌肉、韧带、肌腱等软组织受伤。预防腰椎间盘突出症要注意以下两点。

(1)保持正确的体态和姿势，避免久坐，若需久坐时应以靠垫支撑下背，并使用高背座椅，且坐时姿势要端正。站立时应维持适当的腰椎前弯角度，久站应该经常换脚，或者利用踏脚凳调整重心。平躺时脊椎所受的压力最小。卧床休息时应选用木板床，使腰部自然伸直，可于膝下垫一个枕头。另外不要长时间维持同一姿势。

(2)日常生活中注意保护背部，取物品时应将两脚分开约 45 cm，一脚在前，另一脚稍微在后，膝盖弯曲蹲下，保持背部平直，物品尽量靠近身体，两腿用力站直，将物品举起；弯腰提重物是腰部最吃力的动作，腰背不适时应尽量避免；取拿高处的物品时，用梯子或凳子垫高；穿鞋子时应坐下，挺直腰去穿；避免急速前弯及旋转、身体过度向后仰等可能会伤害背部的动作；转身时，不要只扭转上半身，应尽量整个身体旋转；热疗可以改善背痛，例如洗热水澡(可用热水冲腰背痛的部位)、热敷等,但温度不可过高,时间不可过久,以免烫伤皮肤;适当的运动可以改善及预防下背痛的症状,如游泳、举哑铃、步行、慢跑等。

(二)康复宣教

大多数患者缺乏一些基本的保健常识,加上现代工作节奏快、压力大、缺乏运动,导致疾病发作,故应加强健康宣教,提醒患者改正日常生活工作中的不良习惯,加强锻炼,以预防为主。一旦发病,症状缓解后应积极进行功能训练,缩短疗程,并预防再次发作。

(1)外伤和体位不正是导致腰椎间盘突出症的主要原因,提醒患者注意日常生活、工作、学习及劳动时腰部的姿势和体位,避免长时间坐位工作、学习,也应避免腰部长时间处于某一固定的姿势,加强预防腰椎间盘突出症知识的教育。

(2)腰椎间盘突出症患者的饮食应规律合理,忌酒戒烟,作息有度,防止过度劳累,防止突然的暴力损伤,加强背腰部肌肉的锻炼,参加适度的运动,如打太极拳、爬山、散步、游泳等,加强对关节、肌肉的锻炼,提高关节的运动功能。

(3)改善工作与居住环境,做好防寒、防潮工作,注意腰部疲劳后的恢复,如按摩、洗澡、保暖等,做到有病早诊断、早治疗,避免延误病情。

(4)在发生腰椎间盘突出症后应积极治疗,尽量到正规医院采用正规的推拿、理疗治疗,不要随意口服镇痛药。对社会上流行的一些健身方法,不能盲目模仿,以免加重腰痛。

总之,患者除了尽量避免腰椎间盘突出症的诱发因素,还应加强腰椎周围肌肉韧带的功能,提高腰椎的稳定性,减少复发,改善患者生活自理能力,减轻焦虑、抑郁等精神情志症状,提高生活质量。

(三)倡导功能锻炼

中青年人在锻炼过程中应注意避免突然用力、用力过大,要有耐心,避免急躁,在锻炼期间应注意防止过度劳累,老年人应注意不做强度大的动作。

功能锻炼的目的是增加腰椎关节活动度,增强腰部相关肌肉力量,提高腰椎稳定性。除医疗体操外,可选择打太极拳、游泳、快步走作为日常锻炼方法,以提高心肺功能与腰背肌力量。

第三节　肩周炎患者的康复

一、概述

(一)定义

肩周炎是指因肩关节周围肌腱、腱鞘、滑囊和关节囊等软组织慢性炎症粘连,限制肩关节活动,引起肩部疼痛、活动障碍的病症。目前国内肩周炎有广义和狭义两种理解,广义指肩周4大类疾病:①肩周滑囊病变(粘连性滑囊炎、钙化性滑囊炎、闭塞性滑囊炎等);②盂肱关节腔病变(粘连性关节炎、冻结肩、疼痛性肩挛缩症、疼痛肩、肩关节僵硬疼痛等);③肌腱、腱鞘的退化性病变(肱二头肌长头腱炎、粘连性腱鞘炎、冈上肌腱炎、钙化性肌腱炎、退行性肌腱炎、肩周炎、疼痛弧综合征等)；④其他肩周围病变(喙突炎、肩关节骨关节炎、类风湿关节炎等)。而狭义仅指盂肱关节粘连(冻结肩)。

(二)流行病学调查

40～70岁的中老年人发病率为2%～5%，女性高于男性(比例约为3∶1)，右肩多于左肩，也偶有双侧同病者，肩部疼痛范围比较广泛，常波及三角肌、肱二头肌、冈上肌、冈下肌、肩胛下肌、小圆肌乃至胸小肌、胸大肌等肩关节周围的肌肉、肌腱和韧带。其特征是肩部疼痛和肩关节活动障碍逐渐加剧，经数月甚至更长时间，疼痛逐渐消退，功能慢慢恢复，最后自愈。

(三)病因

肩周炎病因至今不清，一般认为与下列因素有关。

1.退行性病变

肩周炎多见于40～50岁的中老年人，显然与老年性退变有关。中老年人机体衰退，肌肉韧带松弛，新陈代谢逐渐衰减，肩部肌肉、肌腱、韧带发生老化，关节软骨、滑囊、腱鞘及肱二头肌长头腱均可出现不同程度的退行性病变，从而导致肩关节疼痛。

2.气候因素

相当一部分患者发病前有明显风湿寒邪侵袭史，如淋雨、肩部受凉等。肩周炎在冬、春两季发病率明显高于夏、秋两季，这可能是天气寒冷时，肩部受凉使肩关节周围血流缓慢，肌肉紧张痉挛，长期的肌肉痉挛导致代谢产物蓄积，关节营养差而产生无菌性炎症，久之则出现炎性粘连、肩关节疼痛、活动受限等。

3.慢性劳损

由于肩关节长年累月的积劳损伤或姿势不良等，超过肩部肌肉、肌腱等软组织的耐受范围，导致肌肉、肌腱、韧带纤维微量多次断裂和出血，从而逐渐形成肩关节周围组织的无菌性炎症、粘连和挛缩。

4.内分泌紊乱

肩周炎多发生于50岁左右的患者，女性多见，且多数患者伴有内分泌紊乱症状，有些还有围绝经期综合征的表现，当超过这个年龄段发病率反而减少，而且患者不治疗经过2年左右多可自愈。

5.外伤

肩部的各种压伤、拉伤、扭伤、挫伤等外伤，使肩部肌肉、韧带等产生部分断裂，组织间出血，局部出现炎性渗出、疼痛及肌肉痉挛，在修复过程中可产生瘢痕，使组织间机化将会导致肩关节囊和周围软组织粘连，从而导致肩关节运动功能障碍。

6.肩部活动减少

因某些原因如上肢骨折内外固定术后、久病卧床、颈椎病等使患者肩部活动减少或受限，造成局部血液循环不良，淋巴液回流受阻，炎性渗出淤积，日久纤维素沉着，导致关节囊挛缩和周围软组织粘连而继发肩周炎。

(四)病理生理与生物力学变化

1.急性期或凝结期

早期病变主要位于肩关节囊。早期组织充血、水肿、炎性渗出及炎性细胞浸润，继之出现组织纤维化，进而出现组织粘连，肩关节造影显示关节囊紧缩，因此导致关节囊粘连，其下部皱襞因互相粘连而消失，使肩外展受限；肱二头肌长头腱除了有使肩关节屈曲的作用外，也发挥着稳定肩关节的作用，当肱二头肌腱鞘粘连而滑动困难，则肩关节功能障碍，肩痛渐重。

2.冻结期或粘连期

凝结期以后随着病变程度加剧，进入冻结期。此期除关节囊严重挛缩外，关节周围软组织均受累，滑膜充血、肿胀，失去弹性，使关节各个方向运动受限，几乎冻结。喙肱韧带挛缩限制了肱骨头外旋，冈上肌、冈下肌与肩胛下肌挛缩，肱二头肌长头腱鞘炎，使肩关节活动明显受限。

3.缓解期或恢复期

经6～15个月，炎症逐渐被吸收，疼痛缓解，肩关节活动亦逐渐恢复，但往往活动范围不如病前。

（五）分类

根据统计，肱二头肌腱鞘炎（包括喙突炎）占45.9%，冈上下肌腱炎占21.5%，肩峰下和三角肌下滑囊炎占23.7%，冻结肩占8.9%。根据临床上常见的类型，提出如下分类：①肩部撞击症；②冈上肌腱钙化；③肱二头肌长头腱鞘炎；④冻结肩；⑤喙突炎；⑥肩峰下滑囊炎或三角肌下滑囊炎。

（六）临床表现

本病多数无外伤史，少数仅有轻微外伤。其主要症状是逐渐加重的肩部疼痛及肩关节活动障碍。疼痛一般位于肩前外侧，有时可放射至肘、手及肩胛区，但无感觉障碍。夜间疼痛加重，影响睡眠，不敢患侧卧位。持续疼痛可引起肌肉痉挛与肌肉萎缩。肩前、后方，肩峰下、三角肌止点处有压痛，而以肱二头肌长头腱部压痛最为明显。当上臂外展、外旋、后伸时疼痛加剧。早期肩关节活动仅对内外旋有轻度影响，检查时应固定肩胛骨，并进行两侧比较。晚期上臂处于内旋位，各个方向活动均受限，但以外展、内外旋受限明显，前后方向的活动一般是存在的。此时肩部肌肉萎缩明显，有时因并发血管痉挛发生上肢血循环障碍，出现前臂及手部肿胀、发凉及手指活动疼痛等症状。患肢手放健侧肩，使喙肱挤压可出现疼痛。

（七）辅助检查

年龄较大或病程较长者，X线片可见到肩部骨质疏松或冈上肌腱、肩峰下滑囊钙化征。MRI检查对软组织的分辨率高，对肩袖组成的肌肉、肌腱的变化可清晰显像，所以对肩关节盂唇撕裂，关节囊病变，肩关节不稳、肩袖撕裂等病变能做出诊断。

二、康复评定

1.人体形态

检查如外观形态是否有强迫体位、肩周肌萎缩。

2.疼痛评定

疼痛是肩周炎患者的主要症状，对疼痛程度进行评定是一项基本的工作。然而，由于疼痛是主观感觉，受到躯体的、精神的、环境的、认知的和行为的等多因素影响，所以对疼痛的评定比较复杂，有必要从多方面进行评估和测量，包括疼痛的严重程度、疼痛的治疗效果、患者的精神痛苦、对疼痛的感受程度等。常用的疼痛评定方法有视觉模拟评分法（VAS评分法）或简化的McGill疼痛评分法。

3.关节活动度(range of motion,ROM)

测量肩关节ROM时患者取坐位或立位,臂置于体侧,肘伸直,患者进行主动运动,然后应用量角器分别对肩关节各活动范围进行评估,包括前屈、伸展、内收、外展、内旋和外旋。肩关节的复合运动也应进行评估,包括手置背后(后伸、内旋与内收)、手置颈后(前屈、外展及外旋),以能触及的脊柱脊突水平为标准。

三、康复治疗

(一)物理因子治疗

物理因子治疗的目的是改善局部血液循环和组织营养,消炎镇痛,解除痉挛,提高肌张力,扩大关节活动范围,防止肌肉萎缩和粘连。

1.超短波疗法或短波疗法

波长7 m的超短波治疗仪或波长11 m的短波治疗仪,中号电极2个,患肩对置:无热量,每日1次,每次15 min,用于急性期;微热量,每次15 min,用于慢性期,10次为1个疗程,2～3个疗程。

2.微波疗法

用圆形或鞍形辐射器,50～100 W,每日1次,每次15 min,2～3个疗程。

3.调制中频电疗法

频率为2 000～8 000 Hz的中频为载波,用不同波型(方波、正弦波、三角波等),频率为10～200 Hz的低频为调制波。调节的方式用连调、断调、变调、间调,以不同频率、不同方式进行组合,编成不同处方。150～200 cm^2的电极2个,对置于患肩前后,具体频率以患者耐受能力为准,每日1次,每次20 min,2～3个疗程。

4.直流电碘离子导入疗法

将两个面积为200～250 cm^2的衬垫,对置于患肩前后,用10%碘化钾阴极导入,3～5 mA。

5.超声波疗法

用800～1 000 kHz的超声波治疗机,每平方厘米的输出功率为0.6～1.5 W,声头在肩部接触移动,8～12 min,1～2个疗程。

6.红外线疗法

局部照射,每日1次,每次20 min,1～2个疗程,用于冻结期。

(二)镇痛药物治疗

有些患者因肩周炎疼痛致晚上不能入眠,可口服或外用非甾体镇痛药等。

(三)局部封闭疗法

将利多卡因、丁哌卡因、维生素 B_1、维生素 B_2、曲安奈德或泼尼松龙混合液用于喙突、肩、肱二头肌长头腱、三角肌止点、结节间滑膜鞘等常见压痛点进行封闭,每周1～2次,一般需治疗3～5次。还可行肩关节腔封闭。

(四)运动疗法

为增加肩关节的活动度,可进行肩关节活动,如下垂摆动练习(Codman练习)、爬墙练习、爬肩梯练习、外旋练习、外展练习(滑车法)等。

（五）传统疗法

1.针灸、拔火罐

急性期以缓解疼痛为主，针灸治疗以循经选取远端腧穴为主，采用强刺激，并配合局部腧穴、阿是穴；冻结期及功能恢复期以纠正肩关节功能活动障碍为主，针灸治疗应结合病因辨证，取穴以局部邻近腧穴、阿是穴为主，并配合循经取穴。

2.推拿按摩

传统手法治疗主要起到舒经活络、松解粘连的作用。

（六）关节松动术

关节松动术是现代康复治疗技术中的基本技能之一，是治疗关节障碍、活动受限或僵硬、疼痛等的一种非常实用、有效的手法操作技术。松动手法结束后应嘱患者立即进行主动的关节功能练习。

四、功能结局

肩周炎患者初期常因天气寒冷、肩部受凉出现疼痛，疼痛范围比较集中，关节活动度尚未受限，如此时能够进行治疗，并进行针对性的康复训练，肩周炎能够在短时间内治愈。如任其发展，会逐渐出现肩部某一部位持续或间断性疼痛、夜间痛，疼痛加重可扩大至枕部、腕部。同时肩关节出现活动受限、肩周肌肉萎缩等症状。疼痛、关节粘连达到某种程度后逐渐缓解，直至最后自行完全复原，一般恢复时间在 2 年左右。

五、健康教育

根据肩周炎的发病特点与发展规律，制订相关的预防方案。防止受凉、劳累和外伤是预防肩周炎发生和复发的关键，肩周炎预后好坏关键在于功能锻炼（运动疗法）。

参考文献

[1]曾西，聂伟.吞咽障碍实用康复治疗技术[M].北京：清华大学出版社，2020.

[2]单春雷，宋为群.脑卒中康复治疗·第2版[M].北京：人民卫生出版社，2021.

[3]郭琪，马艺璇，韩佩佩.帕金森病康复治疗[M].上海：上海交通大学出版社，2022.

[4]何永正，万里.常见疾病康复治疗操作规范[M].郑州：郑州大学出版社，2023.

[5]何永正.康复治疗技术与设备应用[M].郑州：郑州大学出版社，2021.

[6]李冰华，李娜.康复治疗医学基础[M].郑州：郑州大学出版社，2022.

[7]刘刚，杨峥.康复治疗临床基础[M].郑州：郑州大学出版社，2022

[8]刘华，荣湘江，周华.康复治疗技术[M].北京：北京体育大学出版社，2020.

[9]刘越.实用康复治疗与操作技巧[M].开封：河南大学出版社，2020.

[10]全莉娟.临床常见疾病康复治疗[M].开封：河南大学出版社，2021.

[11]任国锋.康复医学[M].北京：人民卫生出版社，2019.

[12]邵明，陶恩祥.帕金森病康复指南[M].北京：人民卫生出版社，2022.

[13]谭燕泉.老年人康复保健技术[M].北京：人民卫生出版社，2022.

[14]唐顺峰.实用临床康复治疗学[M].上海：上海交通大学出版社，2023.

[15]屠洪，陈晓峰.现代心血管病康复治疗[M].上海：上海交通大学出版社，2019.

[16]万萍主.言语语言康复实训教程[M].北京：人民卫生出版社，2023.

[17]王辰，赵红梅.呼吸疾病康复指南[M].北京：人民卫生出版社，2021.

[18]谢家兴.康复护理常规与技术[M].北京：人民卫生出版社，2022.

[19]张通.脑血管病康复指南[M].北京：人民卫生出版社，2021.

[20]章荣，张慧.社区康复[M].北京：人民卫生出版社，2019.

[21]郑则广.呼吸康复手册[M].北京：人民卫生出版社，2022.